健診・人間ドックはもうやめなさい！

医者に殺されない患者の“新常識”

医学博士 中原英臣
医学博士 矢島新子

アーク出版

健診・人間ドックは病人をつくりだすメカニズムだ——はじめに

健康診断や人間ドックは、自分が健康なのかどうかをチェックするためにおこなわれていると思っている人が大半ではないでしょうか。しかし、それは間違いです。

現状の健康診断や人間ドックは、一般企業の販売店が見込み客を増やそうとするのと同様に、病院が患者さんを増やそうとするシステムと化しているのです。

一般の企業の場合、見込み客というのは「この商品を買ってみようか」という気持ちがありそうな人のことをいいますが、医療の世界では、患者さんの気持ちとは関係なく、**医師が「病人」をつくる**ことができます。

健康診断や人間ドックで受ける検査の基準値が厳しすぎると、本当は健康な人が〝病人〟にされてしまいます。

日本の基準値は、かなり以前から「欧米にくらべて厳しすぎる」との指摘がありました。それは病人を増やしたい医師や医療機関にとって、また、クスリを売りたい薬剤師や製薬会社にとっても「都合がいい」ことになります。

たとえば、血圧を例にすると、２０１４年に日本人間ドック学会が発表した新基準値は「上が１４７（ｍｍＨｇ）まで、下が94（ｍｍＨｇ）まで（以下、検査数値の単位は、基本的に初出に表示し、以降は数値だけで表記します）」ならば正常だとしていますが、それまでの基準値として「上が130以上、下が85以上」なら高血圧とされてきました。

新基準なら血圧が147を超えなければ「セーフ」ですが、これまでは130を超えると高血圧だとされてきたわけです。ある試算によると、これまで高血圧だとされてきた2460万人が、新基準値では660万人に減ります。したがって、**本当は高血圧ではない人が1800万人も〝病人〟とされていた**わけです。

これと同じようなことが、LDLコレステロール（悪玉コレステロール）の基準値についてもおこなわれています。

LDLコレステロールの場合も、基準値を超えると「異常」とされて、治療の対象にされてきました。LDLコレステロールの検査数値が基準値よりも高いと、医師から脳梗塞や心筋梗塞を起こしやすいと脅かされます。

医師からそう言われれば、だれもが心配になります。このように、**基準値を厳しく設定することによって、病人を増やし続けてきた**のです。

日本人間ドック学会が発表した新基準は、欧米などの基準値とも合致した妥当なものでしたが、医学界からは「緩すぎるので安心できる基準値でない」とか「病気予備軍の早期発見ができにくくなる」などといった猛反発がありました。当時、その賛否両論をとりあげて新聞や週刊誌が報道合戦を繰り広げていたものです。

しかし、基準値をめぐる論争は、いつのまにかうやむやにされ、報道はトーンダウンしてしまいました。

その結果、いまだに**厳しすぎる基準値で〝病人〟を増やすことで利益を得るという構図**のまま続いています。こうしたことを考えると、健康診断や人間ドックは〝病人〟をつくりだして医師や薬剤師、さらには医療機関や製薬会社などの利益に貢献するためにおこなわれているもののようです。

医師と病院は患者さんを増やし、薬剤師と製薬会社はクスリを売っています。**自分たちの都合で勝手に医学的根拠のない基準値を設定し、病人を増やしたり、クスリを売ったりする医師や薬剤師に倫理観を問いたい**と思います。

健康診断や人間ドックで使われている基準値には医学的根拠がない証拠として、日本では90歳の高齢者も20歳の若者も、すべての基準値がひとつしかないことがあげられます。

世界のどの国でも、基準値は年齢によってきちんと区別して設定されています。

もう一度いいますが、医師は厳しすぎる基準値を武器にして健康な人を〝病人〟にしています。

もちろん「自分が健康かどうか？」ということは、だれもが知りたいものです。

では、わたしたち日本人は健康診断や人間ドックとどのようにつきあったらよいのでしょうか。

いまの健康診断や人間ドックの基準値に医学的根拠がないのなら、どうしたらいいのか、この本のなかで最終的かつ決定的な結論を提示することにしましょう。

医学博士　中原英臣
医学博士　矢島新子

『健診・人間ドックはもうやめなさい！』——目次

第1章 健診に意味がないこれだけの理由

第2章　人間ドック神話の崩壊

第3章　意味のある「健診」はたった5項目!?

第4章 本当に必要な健診項目とは

第5章 ムダな検査だらけのいまの健診

第7章 「治療」と称して乱発されるクスリ

第8章 もう延命医療は要らない

カバーデザイン　内堀明美
カバー写真　Ⓒ Texelart/Shutterstock.com
本文 DTP　ニシ工芸
編集協力　野田利樹
みなかみ舎

第1章

健診に意味がないこれだけの理由

世界でも珍しい奇妙な集団健診

健康診断は「健診」と略して呼ばれます。同音異義語で「検診」という言葉は、病気をチェックすることを指します。この本では健康診断のことは「健診」と表記します。

春秋のシーズンには、多くの会社で定期健診が実施されます。検査する項目は、おおむね身長・体重の計測、尿検査と血液検査、それから心電図、胸部レントゲン、ときには腹部エコー検査をして、あとは短時間の問診と聴診といった内容です。

一時期、話題になったものの最近は尻すぼみの、いわゆる「メタボ健診」すなわち特定健診も健診の一種です。こちらは「メタボリックシンドロームの予防のため」という名目で、40歳から74歳までを対象としています。実施するのが会社でなくて公的医療保険の保険者という点が違っているだけで、会社の健診と似たようなものです。

日本では、労働安全衛生法、老人保健法、学校保健法などの法律によって健診が義務づけられています。そのため、ほとんどの日本人は定期的に健診を受けるのが当たり前と思っていますが、そのような**集団健診をおこなっている国は世界でも稀**です。

健診だけではありません。

日本には**人間ドックという奇妙なもの**もあります。

１９９５年には９２４万人だった健診や人間ドックの受診者は、２０１４年には１１８８万人になりました。健診や人間ドックは日本人の生活習慣として定着したといえるでしょう。

厳しすぎる「正常」の範囲

健診の目的は、病気の早期発見、早期治療、予防へのアドバイスに役立てることとされています。たしかに、早く治療ができれば治療費も安くてすみ、医療費の抑制にもつながります。**年間９０００億円ともいわれる健診の費用**も、一見、ムダではないようですが、しかしそれは「建前」にすぎません。

健診結果は数値で示されるものが多く、数字は明快でわかりやすいことから、すぐに目がいきます。そのため、結果の数値が出ると、オフィスはまるで学校の「通知表」みたいにしばらくその話題で持ちきりになったりします。

健診結果の通知には検査数値がたくさん並んでいます。正常範囲であれば何も印が付けられませんが、引っかかった項目、つまり正常でないとされる検査数値が出た項目は、数字にひときわ目立つような印が付けられたり、数字が赤い文字で表示されたり、「要再検査」と直接的な言葉が印字されていたりします。

ていねいな通知の場合は、検査数値が正常範囲にあるのかどうかを目でわかるようにグラフ化されていることもあります。

正常範囲とは要するに「健康」であり、それを外れた異常の範囲は「健康でない、つまり病気の可能性があること」を意味しています。

しかし、この「正常・異常」を判別する基準そのものが問題です。**日本の健診で一般に「正常」とされている数値の範囲は厳しすぎる**からです。

26ページ・27ページに示した比較表は、先に紹介した人間ドック学会の新基準と現在使われている基準範囲をくらべたものです。

容易にわかるように、現行の基準は健康とされる範囲が明らかに厳しいものです。それは、**病気扱いされる人を増やしている**ことを意味します。

「判定基準」のほうがおかしい？

問題は、健診の判定基準にあります。

「はじめに」で、高血圧の患者さんが１８００万人も増やされていたと述べましたが、基準が厳しければ、引っかかる人は増えます。

実際に、著者たちの周囲にいる知り合いに血圧を尋ねてみました。おおむね50代から70代の男女ですが、「上が１３０」程度の人はゾロゾロと存在しています。50歳以上の男性に訊けば２人に１人は「１３０以上」と答えます。

つまり、そのくらいの割合で、現在の基準値では引っかかってしまうことになります。いかに現在の基準が厳しすぎるかがわかります。

実際、高血圧とされる基準自体がおかしいと指摘する医師もたくさん存在します。世界でトップクラスの平均寿命を誇る国で、**高齢者の約半数が高血圧ということになってしまうような基準値は異常**だというわけです。

日本人の平均寿命はＷＨＯ（世界保健機関）が公表した２０１５年のデータでは83・

	項目	単位	性別	（年齢）新基準値	現状基準値	疑われる主な病気・症状
	AST（GOT）	U/l	男性	13～29	0～30	高い…肝炎・脂肪肝・肝臓がん・アルコール性肝炎・心筋梗塞 ※上昇バランスがALTよりも低い場合は慢性肝炎
			女性	(30-44) 12～24 (45-64) 13～28 (65-80) 15～31		
腎機能	クレアチニン（CRE）	mg/dl	男性	0.66～1.08	～1.00	高い…腎不全 低い…筋ジストロフィー・尿崩症
			女性	0.47～0.82	～0.70	
	尿酸（血清）（UA）	mg/dl	男性	3.6～7.9	2.1～7.0	高い…通風・尿路結石 低い…多発性硬化症・パーキンソン病・アルツハイマー病
			女性	2.6～5.9		
血球	白血球数（WBC）	／μl		3,036～7,611	3,200～8,500	高い…細菌感染症・炎症・腫瘍・白血病 低い…ウイルス感染症・薬物アレルギー・再生不良性貧血
	血小板数（PLT）	／μl		15～33	13.0～34.9	高い…血小板血症・鉄欠乏性貧血・慢性骨髄性白血病 低い…再生不良性貧血・特発性血小板減少性紫斑病・肝硬変
	赤血球数（RBC）	10^4／μl	男性	437～536	400～539	高い…多血症 低い…鉄欠乏性貧血・再生不良性貧血・溶血性貧血
			女性	392～485	360～489	
	血色素量（Hb）	g/dl	男性	13.7～16.4	13.1～16.6	高い…赤血球増多症 低い…鉄欠乏性貧血・再生不良性貧血・溶血性貧血
			女性	11.9～14.6	12.1～14.6	
	ヘマトクリット値（Ht）	%	男性	41～48	38.5～48.9	高い…多血症・脱水・赤血球増多症 低い…鉄欠乏性貧血
			女性	36～44	35.5～43.9	
肥満度	BMI	kg/㎡	男性	18.5～27.7	～25	高い…高血圧症・糖尿病・高尿酸血症・多食症 低い…栄養障害・吸収障害
			女性	16.8～26.1		

日本人間ドッグ学会発表の「新基準値」と現状の「基準値」

	項目	単位	性別	（年齢）新基準値	現状基準値	疑われる主な病気・症状
血圧	収縮期血圧（SBP）	mmHg		88～147	～129	高い…弁膜症・腎疾患・甲状腺機能亢進 低い…低血圧症
血圧	拡張期血圧（DBP）	mmHg		51～94	～84	高い…副腎皮質腫瘍
代謝系	総コレステロール（TC）	mg/dl	男性	151～254	140～199	高い…家族性高コレステロール血症 低い…栄養吸収障害・低βリポたんぱく血症・肝硬変・低コレステロール血症
			女性	(30-44) 145～238 (45-64) 163～273 (65-80) 175～280		
	HDLコレステロール	mg/dl	男性	40～92	40～119	高い…炎症 低い…低代謝状態
			女性	49～106		
	LDLコレステロール	mg/dl	男性	72～178	60～119	高い…心筋梗塞 低い…甲状腺機能亢進症・肝硬変・免疫機能低下
			女性	(30-44) 61～152 (45-64) 73～183 (65-80) 84～190		
	中性脂肪（TG）	mg/dl	男性	39～198	30～149	高い…急性膵炎 低い…低βリポたんぱく血症・甲状腺機能亢進症
			女性	32～134		
	空腹時血糖（Glu）	mg/dl	男性	83～114	～99	高い…糖尿病・膵臓がん・甲状腺機能亢進症 低い…インスリンノーマ・下垂体機能低下症・副腎皮質機能低下症
			女性	78～106		
	HbA1c（NGSP値）	%	男性	4.97～6.03	～5.5	高い…糖尿病 低い…溶血性貧血
			女性	(30-44) 4.83～5.83 (45-64) 4.96～6.03 (65-80) 5.11～6.20		
肝機能	血清総蛋白（TP）	g/dl		6.5～7.9	6.5～8.0	高い…多発性骨髄炎・慢性炎症・脱水 低い…栄養障害・ネフローゼ症候群・がん・肝硬変
	ALT（GPT）	U/l	男性	10～37	0～30	高い…ウイルス性肝炎・脂肪肝・肝臓がん・アルコール性肝炎 ※上昇バランスがASTよりも低い場合は肝硬変
			女性	8～25		
	γ-GT（GGT）	U/l	男性	12～84	0～50	高い…アルコール性肝障害・慢性肝炎・胆汁うっ滞・薬剤性肝障害
			女性	9～40		
	アルブミン（ALB）	g/dl	男性	(30-44) 4.1～4.9 (45-64) 4.0～4.8 (65-80) 3.9～4.7	4.0～	低い…肝臓障害・栄養不足・ネフローゼ症候群・悪性腫瘍
			女性	4.0～4.8		

７歳で世界のトップです。平均寿命が長い国というのは、病気で亡くなる人の割合が少ないものです。

そのような世界トップクラスの健康的な高齢者の半分以上が病気だというのであれば、**病気だと判定する基準がおかしい**と見るのは、いたって客観的な指摘といえます。

高血圧治療の現場の医師でも、

「高齢者であれば、慢性的に血圧が１９０や２００くらいあっても元気な人はたくさんいます」

と、現行基準が厳しすぎることを批判する人がいます。

「受診者の半数以上が異常」こそ異常

もっと影響が大きいのはコレステロールです。

コレステロールの検査というのは、まとめて「コレステロール」といっていますが、３つか４つの検査項目があり、そのなかでコレステロールの値を示しているのは「総コレステロール」という項目です。

ただし「総コレステロール」は、健診で調べたい「ＬＤＬコレステロール」「ＨＤＬコレステロール」「中性脂肪」の数値を出すために調べる数値にすぎません。

「ＬＤＬコレステロール」は〝悪玉コレステロール〟といわれ、これまでは一般的に高いのは問題があるとされてきました。

一方「ＨＤＬコレステロール」は〝善玉〟で、反対に高い数値のほうがいいのです。「中性脂肪」も、高いのは問題とされてきました。

ＬＤＬコレステロールの数値は、直接検査する方法もあるのですが、直接検査できない場合は、「総コレステロール」「ＨＤＬコレステロール」「中性脂肪」の３つの値から計算して求めます。

（総コレステロール－HDLコレステロール－中性脂肪）÷5＝LDLコレステロール

という計算式で求めることができます。

そこで〝悪者〟とされてきたＬＤＬコレステロールですが、その値が「高すぎる」とされるのは、現在の基準である正常範囲「１１９（㎎／dℓ）まで」を超える人で、約２３６

０万人とされます。しかし、それは30歳から80歳男性の半数以上です。半数以上が「異常」とされるというのでは「正常範囲」が厳しすぎます。

先述した人間ドック学会の新しい基準では、それが「１７８まで」となり、およそ１８０万人程度しかいないことになります。異常として引っかかるのはわずか４パーセントほどの人しかいません。つまり**問題は正常と異常の基準**です。

健康な人にもクスリが投与されている

健診や人間ドックの「正常値」とは、いったいなんでしょうか。その範囲なら健康を示す数値と考えられていますが、少し詳しくいうと「健康な人の検査数値の範囲」です。

血圧を例にすれば、健康でぴんぴんしている人を選んで、たくさんの人の血圧を測定します。そうすると、調べた全員のうち、ほぼ真ん中あたり、つまり〝平均値〟周辺の人がもっとも多くなります。当然、それよりも血圧の高い人や低い人は〝平均値〟から離れるに従って少なくなります。

そこで、健康な人全体で高いほうの２・５パーセントと、逆に低いほうの２・５パーセントの人を除いてしまいます。健康な人でも極端な数値を示す人は上下ともカットするわけです。その残りの95パーセントの健康な人たちの血圧範囲を正常値の範囲とすることになっています。

健診で正常範囲にない人は「要再検査」とされ、後日、再検査をします。それでまた引っかかれば「治療が必要」とされることになります。

たとえば血圧の場合、高ければ心筋梗塞、脳卒中、動脈瘤、脳神経障害などといった病気になりやすいからだとされていました。

これらのリスクが高い人は治療を始める必要があるというわけですが、たとえば血圧を下げるには、治療に降圧剤が使われます。むろん、血圧を下げたほうが本当にいい人であれば降圧剤を飲むことが必要かもしれません。

しかし、健診の基準値が必要以上に厳しければ、**健康であるはずの人も血圧を下げるために降圧剤を飲まされることになりかねません。**じつは降圧剤には、貧血やめまいを引き起こすといった副作用があります。第３章と第７章で詳しくふれますが、健康なのに副作用の弊害で病気になってしまう人もいるのです。

なぜ厳しい基準値にするのか

〝病人〟が量産されて降圧剤の売上げが伸びると都合がいい人たちにとって、「基準値を厳しくすることにメリットがある」のは誰にでもわかるでしょう。

ちなみに、70歳以上の約半数もの人が降圧剤を飲まされているという調査が２００８年に厚生労働省から発表されています。このうち、**降圧剤が本当に必要な人は、どれほどいるのか疑問**を感じないわけにはいきません。

一方のＬＤＬコレステロール、いわゆる悪玉コレステロールが高い人も、脳梗塞や心筋梗塞になりやすいとされていました。そこで、正常範囲を上まわるとコレステロールを下げるクスリを投与されることが少なくありません。

この**コレステロールのクスリは現在のところ、製薬会社にとって稼ぎ頭**、つまり〝ドル箱商品〟です。要するに、日本の健康診断の基準値は、医師や製薬会社の意向に沿っているわけです。実際は健康なのに〝病人〟となるように設定して、患者さんの予備軍を増やしていたのです。

そう考えると、クスリを売りたい製薬会社や患者さんを増やしたい医師にとって、健診の基準値は都合がよすぎるとしか思えません。

なぜ、そんな基準値になってしまうのか、誰しも疑問に思うところでしょう。

医師が増えると病人も増える？

この50年間で、従事者が３倍に増えた職業があります。それが医師です。

１９６５年には10万９３６９人だった医師が、２０１４年には31万１２０５人と20万人以上増えました。医師は、50年間で３倍以上にも増えたのです。

一般の職業なら、同じ仕事の従事者が３倍にもなれば、かならず厳しい競争原理がはたらいて、失業する人が増えるはずです。たとえば、ある地域でタクシーのドライバーが３倍に増えたらどうでしょう。

ドライバーが３倍に増えたからといって、その地域の人口が３倍にでもならないかぎり、タクシー会社はタクシーを３倍に増やさないでしょうから、ドライバーのなかには失業する人が出るでしょう。

顧客であるパイの大きさが決まっている一般の職業では、パイの奪い合いという経済原理に基づいた競争がかならず起きます。ところが、医師が3倍に増えたからといって、失業する医師が増えたという話は聞いたことがありません。

その理由は、**医師が自分でパイを増やすことができる仕事**だからです。たとえば健診の正常値を操作することで、医師は健康な人を患者さんに仕立てあげることができるのです。健診の目的は「病気予備群を救うため」だったはずですが、どうも怪しくなってきました。

必要以上に煽られる不安

そもそも、日本は世界でも健康的な国民が多い国だと書きましたが、不思議なデータがあります。

ＯＥＣＤ（経済協力開発機構）によれば、自分自身の健康状態がよいと考える人の割合をみると、ＯＥＣＤ加盟国の中で日本が最低です。アメリカ人の9割は「健康状態がよい」と答えるのに対し、そのように答える日本人はたった3割しかいません。

反対に日本人の７割近くは「健康に不安がある」と答えました。つまり、**世界一健康な日本人は、世界一健康に自信を持っていない国民**ということです。不思議な現象だと思いませんか。

どうしてこんなことになるのでしょうか。それは、必要以上に不安を煽られているからだと思います。そして日本人の健康不安を煽っている〝犯人〟あるいは〝容疑者〟が健診です。

すでに病気になっている人は、特定の検査を受けているはずです。健診や人間ドックのように、あれもこれも検査はしません。健診が特定の検査でなく、いろいろな検査をするのは、もともと健康な人が対象だからです。

ところが、健診を受けた人が、たいていどこかの項目で引っかかるのは多くの人が知るところです。すでに述べたように、引っかかるような厳しい基準だからです。

つまり健康な人が予防のために受けるはずなのに「異常なし」といわれる人の割合がきわめて少なく、病気だとされてしまうのです。これでは、本当は健康な人でも、健康に不安を抱いて当然でしょう。

健診での「異常」は異常ではない

健診や人間ドックを受けた結果、病気への不安を持ち始めた人がたどるコースは、ほぼ決まっています。基準値から外れた人は、たいてい検査を受けた病院で診察を受けるものです。そうすると、

「血圧が少し高いようですね。このまま放っておくと、脳とか心臓とか血管のどこかに問題が起こるので心配です。とりあえず血圧を下げるクスリを出しておきますから、それを飲んで、しばらくようすをみましょう」

などと医師が言うのは先に述べたとおりです。

病気への不安を煽られた患者さんは、黙ってクスリをもらい、それを飲み続けるためにその病院に通うことになります。

つまり、医師は、思うがままに患者さんを増やすことができるということです。もちろん、すべての医師がそんなことをしているとまではいいませんが、**健康な人が病人扱いされてしまう**可能性は否定できません。

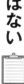

そして、そのために好都合なのが健診の基準値です。基準値を厳しく設定するだけで、健康な人を〝病人〟にできるからです。

「早めに注意しておくと安心です」

などと、「基準値」という大義名分をかざして健康な人に説明すれば、かえって感謝されたりするのです。

結局はクスリをたくさん売るための手段

医師が増えることで病人が増えるという話を続けましょう。

繰り返しますが、医師は正常値を操作することによって、健康な人を〝病人〟にすることができます。**正常値は健康な人を病人にするためのトリック**といえます。

そもそも血圧の基準値は、昔にくらべてどんどん厳しくなっています。

１９６０年代まで、日本人の年齢別平均血圧の出し方は「最高血圧＝年齢数＋90」とされていました。血圧が自分の年齢に90を足した数字よりも低ければ正常だったのです。

それが、１９７０年代に入ると、ＷＨＯ（世界保健機関）が「最高血圧が１６０以上、最低血圧が95以上を高血圧」としたことから、血圧が「上は160、下は95」を超えると高血圧とするようになりました。その後、この基準で高血圧とする時代がずっと続くことになります。

ちなみに、著者の矢島は、WHOのコンサルタントとして働いていたことがあります。各国の健康状態を向上させるWHOの健康都市プロジェクトを推進するためラオスに行ったのですが、血圧改善とは程遠い衛生状態でした。そのWHOの方針は、時代によって製薬会社などの影響を受けて変わる面があります。

1993年になると、WHOとISH（国際高血圧学会）が、高血圧の新しい分類を発表し、血圧の正常値は「最高血圧が140未満、最低血圧が90未満」と厳しくなりました。ただし、その後アメリカ政府の委員会が決めた基準では「150以上」が高血圧に緩和されましたが、その事情については、第3章で説明しましょう。

正確にいうと、最高血圧が「140」、最低血圧が「90」のいずれか一方が超えたときは「境界域高血圧」と呼んで注意を呼びかけたのですが、日本ではこの数字が一人歩きを始めてしまいました。

なぜか日本では、「最高血圧が140、最低血圧が90の、**いずれか一方でも超えたら**高血圧」ということにされてしまったのです。

その後、さらに「130」まで厳しくなったのですが、日本の現在の基準「130以上」には根拠がなく、国際基準とは無関係に設定されています。そんな基準値なのに、**医師が病気を増やす免罪符**にされているのです。

その結果、かつては血圧が「160」を超えていなければ正常ということで、医師からほとんど相手にされなかった人たちが、いまでは血圧が「130」を超えただけで定期的な血圧測定の対象にされ、最悪の場合、降圧剤を飲まされることになります。これで医師は患者さんを増やし、薬剤師と製薬会社はドル箱とされる降圧剤の売上げを伸ばすことになるというしくみです。つまり健診は、医師が患者さんをつくるためのものに化したということです。

しかも、健診を実施することで健保組合や国民健康保険からの補助金も得られます。さらに問題だと思うのは、健診で「異常」とされた人が再検査を受けると約8割が、なんでもないということになるにもかかわらず、その再検査にもやはり健康保険が使われていることです。つまり、**もともとなんでもない人に再検査を受けさせることによって、健康保険のお金が使われている**のです。

基準が男女別・年齢別でないのはおかしい！

日本の基準値がおかしい点のひとつとして、**基準値に性差も年齢差もない**ことがあげられます。つまり、80歳の高齢女性も20歳の若い男性も、同じ基準値で病気か健康かを判断しているわけです。

アメリカの「１５０以上は高血圧」という政府委員会の基準は「60歳以上」が対象です。59歳以下については基準値が設定されていません。基準値に医学的根拠がなく、血圧を下げる必要はないという判断からです。

血圧の「下」の数値も同様で、30歳以上は「90」を超えれば治療が必要とされますが、30歳未満は基準値が設定されていません。つまり30歳未満の人たちは、上も下も基準値がないのです。それが日本では、年齢に関係なく「上が１３０以上、下が85以上」なら血圧が高いとされています。

男性と女性では病気のリスクは異なりますし、年齢の違いによっても病気に対するリスクが異なることは、すでに医学的に明らかになっています。それにもかかわらず、日本では、基準がたったひとつしかないのです。

もうひとつ疑問なのは、現在の基準値は、いずれも「切りのいい数字」であることです。たとえば血圧の「上」は１３０、ＬＤＬコレステロールは１２０、肥満度のＢＭＩは25、肝臓のγ-ＧＴは50（IU／ℓ）などというように、いわゆる「丸まった数字」が基準になっていることが少なくありません。

健康な人の数値の平均から割り出した緻密なデータがベースになっている基準なら、そんなに切りのいい数字になるはずがないことぐらい、少しでも数学がわかる人なら気づくはずです。

「なんだか、適当な数字を都合よく決めている感じだな」と思う人がいたら、その疑惑も当然です。じつは**現在の基準の策定根拠は、調べてもあまりはっきりしない**のです。

すでに述べたように、現行の基準値は、学会が算出したとされています。したがって、基準値を定めた学会が、その根拠を尋ねられたら、普通に考えれば、

「この基準値を超えたら病気になるリスクが高くなることが医学的に判明している」

と答えるべきでしょう。

ところが、たとえば高血圧の基準は日本高血圧学会が定めていますが、算定の根拠を尋ねられた学会事務局が、

「一言で根拠を説明するのは非常にむずかしい」

と回答しています。

さらに、高血圧の専門家が、

「血圧関係の基準値の根拠とされる文献をあたったが、正常値の数字が明示されている文献はなかった。基準値の根拠はわからない」

と証言したこともあります。

これでは「**都合のいい数字が適当に決められている**」といわれても仕方ありません。

病院によって基準値が異なる!?

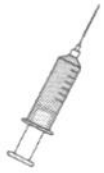

じつは健診の基準値が、検査する医療機関ごとにまちまちです。学会などが決めた基準

に従っている場合もあれば、その医療機関が決めた独自の基準によっていることもありま す。たとえば、Ａ病院の基準では引っかかる人がＢ病院では問題なしと判定されることも あるということです。

つまり、**現在の基準値は検査する病院によってバラバラ**です。病院ごとに判定基準はそれぞれ異なりますが、日本の多くの病院に共通しているのは、厳しい正常値を利用して、患者さんをつくりだしてきたことです。

先に述べた日本人間ドック学会の示した新基準は、いつのまにかうやむやになりました。それ以前にも、学会によっては基準値を緩和したところもありましたが、健診を実施する現場では、緩やかな新しい基準値を採用したり、厳しい基準値を見直したりしたところはほとんどありません。

古い厳しい基準値のままで判定し続ける健診機関や病院が多いのですから、緩和された基準は広く一般には知られていません。緩い基準にしたら患者さんが減ってしまうからだろうという理由が容易に想像できます。それこそ、健診の判定基準は「病院の都合」で決められている証拠といえるでしょう。

厳しい基準なら早期発見できるのか

　そうはいっても、たとえば「がん検診によって早期がんを発見して命拾いをした人がいる」ことは間違いありません。だからといって、医学的にがん検診が有効かというと、効果がないというのが世界の常識です。がん検診で命を救われた人がいることと、がん検診の医学的な効果は別です。

がん検診は個人的には有効でも、集団的には有効性が認められないからです。

　学校の成績がよくない子どもを学習塾に通わせたとき、成績がよくなる子どもと、よくならない子どもがいます。成績がよくなった子どもにとって学習塾通いは効果があるように、早期がんが見つかってがんが治った人にとって、がん検診は効果があります。

　しかし、学習塾の効果を評価するためには、個人でなく集団のレベルで比較する必要があります。そのためには、成績がよくなった子どもと成績がよくならなかった子どもを集団的に評価しなくてはなりません。

　がん検診も同じことです。いくらがん検診で命拾いした人がいるからといって、がん検診が有効ということにはならないのです。

少し古い数字ですが、１９９２年に胃がん検診を受けた４２６万３８００人から６０８７人に胃がんが見つかったことから計算すると、がん検診による胃がんの発見率は０・１４パーセントになります。最近でも０・１５パーセントですから、この数字はあまり変わっていません。

そのほかのがんの発見率をみると、子宮頸がんは０・０７パーセント、肺がんは０・０５パーセント、乳がんは０・０９パーセント、大腸がんは０・１５パーセントと、いずれも胃がんとほとんど同じです。

これらの数字からわかるのは、がん検診を受けても１０００人に１人しか見つからないということです。仮に１０００人に１人でも見つかることに意味があるとしても、がん検診にかかるコストが問題になります。

肺がん検診にＣＴやＭＲＩを導入し、胃がん検診に内視鏡検査を導入すれば、早期がんが見つかる可能性はもっと高くなるでしょう。しかし、コストをかけて発見率を高めたところで、有効性の高いがん検診とは呼べません。

安心のためだけにコストをかけていいのか

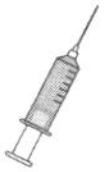

さらに、がん検診で、がんの疑いがあるということになれば精密検査を受けることになります。１９９２年のデータによると、胃がん検診を受けた人のうち、57万３２２３人が精密検査が必要とされました。

胃がん検診だけでもこれだけ多くの人が精密検査を受けています。しかし、実際に精密検査を受けた45万３６８７人のうち15万５０７９人は異常がなく、29万９３３７人はがん以外の病気でした。

肺がん検診では13万９２０人、乳がん検診は10万５０２２人、大腸がん検診も19万３９３５人が精密検査を受けています。つまり、精密検査によってそれだけの医療費が生じていることになります。

しかし、精密検査の結果、ほとんどの人が「異常なし」となるというのでは、その検査費用は、ムダな医療費ということにならないでしょうか。

たしかに、がん検診で「異常なし」といわれたときに感じるホッとした気分は最高です。

つまり**日本人の多くは、がんを見つけてもらうためではなくて、がんが見つからなかったことで安心するためにがん検診を受けている**のです。しかし、そのために公的なコストをかけるのは問題ではないでしょうか。

基準値が医師や薬剤師、製薬会社の思うがままにされる理由のひとつは、健診を受ける料金がタダだからという説があります。受診者がお金を出すとしたら、どんな健診なのかをもう少し真剣に考えるかも知れません。

いずれにせよ、検査機関の側の対応が上手だったというしかありません。たとえ批判的な意見があろうと、現行のような、いい加減な基準値を利用することに成功してきたといえるでしょう。

第2章

人間ドック神話の崩壊

人間ドックの受診者は年間３００万人以上

会社などが費用を負担する健診と違って、人間ドックは基本的に自分の意志と負担で受けるものです。

人間ドックの検査項目には、一般の定期健診と大差ないものから、泊まりがけで数十項目、あるいは１００項目以上におよぶもの、専門的な内容の検査項目がふくまれるものなどもあります。１泊２日ドック、１日ドック、半日ドックなど所要時間もさまざまで、料金もそれによって異なります。ただし、半日ドックでもおおむね数万円、場合によっては10万円を超えるような高額に設定されているうえ、健康保険でカバーされません。全額自己負担ということになります。

そのため、人間ドックにはオプション的な検査項目が少なくありません。とくに、第1章でもふれたような、いろいろな種類のがん検診は、人間ドックの〝売り〟になっています。健康が気になる中高年にとって、人間ドックは「頼りになる存在」のようです。

日本で初めてとなる人間ドックが、国立東京第一病院（現在の国立国際医療センター）

でスタートしたのは１９５４年のことですから、すでに60年を超える歴史があります。最初は７日間の入院が必要だったために、時間的にも経済的にも余裕のある人を対象としていました。そのため、しばらくは受診者もかぎられていましたし、知名度も高くありませんでした。

ところが、１９５９年に築地の聖路加国際病院が、１泊２日の短期間の人間ドックを始めたことから、人間ドックは右肩上がりで世の中に知られていくことになります。

バブル経済が崩壊した後も、右肩上がりで上昇し続けているものはそう多くはないはずですが、**人間ドックの受診者はいまだに右肩上がりで上昇**しているのです。

１９８４年には41万人だった受診者が、２０１４年には３１３万人まで増えました。人間ドックの受診者は、この30年間で8倍近くも増えているのです。

恐るべき「人間ドック」の実態

検診結果にも興味深い数字があります。驚くことに**「異常なし」となった受診者は全体の8パーセント強**しかいません。

つまり、人間ドックを受けた人の10人のうち9人が「異常」といわれることになります。この数字は、人間ドック学会自体が発表しているデータによるものです。

人間ドックも、病人を増やしたい点では健診と同じです。いろいろなオプションの検査項目をとりそろえ、受けた人はほとんどどこかで「異常」の判定がされている構造が見えてきます。

再検査で引っかかれば「治療が必要」ということになり、たいてい、そのまま人間ドックをおこなっている病院の患者さんとなります。

健診センターなどを併設して、来院患者を増やすのは、病院経営の手法のひとつになっているというわけです。

そのため医者は、**健診や人間ドックのことを「釣り堀」**などと言っています。しかし、人間ドックは、受けた人の8パーセントしか健康と判定してくれないのですから、**「釣り堀」というより「底引き網」**といったほうがよさそうです。

高額の料金をとられる人間ドックで、たいして根拠のない基準値から、〝病人〟とされてしまうのでは、たまりません。

著者の中原は、一度も健診や人間ドックを受けたことがありません。5年前に中咽頭がんが見つかりましたが、がんを発見してくれたのはホームドクターです。健診や人間ドックを受けていたとしても、がんが見つかっていたとは思えません。

そもそもムダな「精密検査」

さて、人間ドックは健診にくらべて「精密な検査をしてくれるもの」と思っている人も多いようです。しかし、**精密検査をしても、必ずしも病気の発見率が高くなったり、その病気の治癒率が高くなったりするわけではない**ことを知っておくべきでしょう。

たとえば人間ドックは、多彩な種類のがん検診を〝売り〟にしています。がんは、その種類によって違う病気といわれ、検査が多くなるのも当然ですが、けっして安いとは思えない費用を払っても、早期発見できるかといえば、そうでもありません。

がん検診を受けた有効性が検証されていないのは、第1章で述べたとおりです。そして最近、がん検診の有効性をめぐって、いくつもの論議が起きています。

少し詳しくみていきましょう。

1ミリ未満のがんも発見できるというふれこみのPETも、見逃し率が高いという指摘があります。PETとは「ポジトロン・エミッション・トモグラフィー」の頭文字をとったもので、医学的には「陽電子放射断層撮影装置」と訳されています。

がん細胞は代謝が活発なため、代謝に必要な栄養分のブドウ糖を正常細胞の3〜8倍も取り込みます。この性質を利用したのがPETです。

「FDG製剤」と呼ばれる、陽電子を放出する放射性同位元素をくっつけたブドウ糖を静脈に注射し、このブドウ糖を多く取り込んでいる部分を調べるのです。

PETは、検査の時間も2時間ほどですみますし、放射性同位元素を組み込んだFDG製剤には大きな副作用もありません。

数年前まではPETを設置している病院は少なかったのですが、「がん検診のエース」などとマスコミで紹介されるにつれて設置するところが増え、いまでは多くの病院がPETを導入しています。

PETは保険の適用ではありませんから、1回の検査料は10万円くらいかかりますが、それでも大人気です。

しかし、２００６年に国立がんセンターが公表したデータによれば、**ＰＥＴによるがん検診で、なんと85パーセントのがんが見逃されていました。**

つまり、ＰＥＴによる発見はわずか15パーセント。残りの85パーセントはＰＥＴを受けたにもかかわらず、超音波、ＣＴ、内視鏡といった別の検査でがんが見つかったのです。

なぜＰＥＴでがんが見逃されてしまうのか

じつは、ＰＥＴの見逃し率が高いのは当然です。もともとＰＥＴというのはがんの治療効果や再発をチェックするために使われる検査です。したがって、**がんの部位がわかっているときには大きな威力を発揮**しますが、**全身のがんをくまなく検査する場合には効果を期待できません。**

ブドウ糖を多く取り込んでいる細胞は、がん細胞だけではありません。脳や肺炎などの炎症を起こした部分にもブドウ糖が集まります。また、ＰＥＴで静脈注射されたブドウ糖は、尿として排泄されるため、腎臓や膀胱にも集まりますから、腎臓がんや膀胱がんの判定には不向きです。

そのほかにも、胃がん、尿管がん、前立腺がん、肝細胞がん、胆道がん、白血病などの発見には、それほど効果がないといわれていました。

がんの発見が苦手であるにもかかわらず、ＰＥＴが人気となったのは「１ミリ未満のがんを発見することができる」というキャッチフレーズに注目が集まってしまったからでしょう。

アメリカやヨーロッパでは、がん検診に対するＰＥＴの有効性が明確ではないので、ＰＥＴをがん検診に使うという考え方そのものがありません。がん検診にＰＥＴを使っているのは、日本以外の国では韓国と台湾ぐらいです。

早期発見・早期治療だけでは克服できない「がん」

どこの国でも、死因の上位を占めているがんについての研究は盛んです。その結果、いろいろなことがわかり、それに基づいて、さまざまな検査が開発されてきました。また、がん検診の受診率も上がっています。

それでも、がんによる死亡率は、いっこうに減少していません。じつは、**がん検診によ**

るがんの早期発見と早期治療だけでは、がんを克服する手段になっていないというのが現実です。

遺伝子の異常が、がん細胞を生むきっかけになりますが、加齢とともにその確率は高くなります。高齢化が進むなかで、いくらがんの早期治療に成功しても、がんになる確率そのものは低くなりません。

部位別のがん死亡率をみますと、日本人の男性は肺がんがトップです。肺がんは、進行がんが多く、いくら早期発見しても手術できないケースが少なくないので死亡率が高いのです。

アメリカでは肺がんの死亡率が低下しています。その最大の理由は、1970年代に50パーセントを超えていた成人男性の喫煙率が、いまでは10パーセント台にまで下がったからです。この喫煙率の低下が肺がんの死亡率を低下させたわけです。

それに対し、日本では2014年の人口動態統計によると、男性では肺がんによる死亡数が5万2505人と多く、2004年より1万人近く増えています。女性の死亡数では肺がんは2位ですが、やはり10年前よりも増えています。

結局、**早期発見、早期治療だけでがんを克服することはできません。がんを予防する生活習慣こそが大切**なのです。

人間ドックで「客集め」

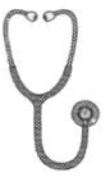

がん以外の検査を見てみましょう。

異常がもっとも多い検査項目は、肝機能の異常で25・2パーセントで、4人に1人は肝機能が異常ということになります。

次に多いのがコレステロールの23・9パーセント、さらには肥満が21・4パーセントと続いています。

受診者に異常が多かった背景として人間ドック学会は、

①日本人の生活習慣が欧米化してきたこと

②各学会が発表した検査値のガイドラインを採用した結果、これまでよりも基準値が厳しくなったこと

③人間ドックを受ける受診者の高齢化が進んでいること

④社会環境が変化し、ストレスが生活習慣を悪化させる原因になっていること

といった4つの点をあげています。

問題は人間ドック学会が、人間ドックの受診者に異常が増えた理由としてあげている2つめのポイントです。

人間ドック学会は、

「基準値が厳しくなったのだから、異常になる受診者が増えるのは当たり前」

といっているわけですが、著者のわたしたちもまったくそのとおりだと思います。

第1章で、定期的な**集団健診は病気の発見に役に立たない**という話をしましたが、個人的な人間ドックはどうなのでしょう。

ここでも著者たちの結論は明快です。すなわち「人間ドックは、熱心に病気を発見することに努めることで病気をつくっているだけ」というものです。

人間ドックで異常と判定されると「要再検査（要再検）」となります。再検査が必要というのは、つまり「病院に行ってもう一度、検査を受けなさい」ということです。

意外と思われるかもしれませんが、じつは、人間ドックそのものは病院にとって、あま

り儲かるものではありません。いろいろな検査にコストがかかるためです。公的な健康保険が適用されませんから受診者も気楽には受けてくれません。

しかし、検査機器や検査用の試薬といったものは高価です。そのうえ、医師だけでなく、看護師や検査技師の人件費を考えると、薄利多売でもしないかぎり、人間ドックは経営的には儲からないというのが現実です。

ではなぜ人間ドックが病院経営に役立つかといえば、最大の目的は「患者さんという名の客」集めです。人間ドックでは検査をするだけで治療をすることはありません。そのため、人間ドックをおこなっている病院は、「要再検査」という名目で受診者を呼びつけているのです。

第3章

意味のある「健診」はたった5項目!?

有効性に疑問だらけの健診

健診や人間ドックで調べる項目には、そもそも医学的根拠が疑わしいものが多く見られます。つまり、**現状の健診・検診項目に有効なものは少ない**ということです。

せいぜい、血圧測定、飲酒と喫煙の問診、身長と体重の測定、糖尿病の尿負荷試験、うつ病の問診くらいが有効で、それ以外の多くの項目は、調べてもあまり意味がないものばかりです。

たとえばコレステロール値や肝機能数値、心電図や胸部エックス線検査などの結果を気にする人は多いと思いますが、じつは「検査数値が有効だという根拠が薄い」とされています。

このことは10年以上も前からわかっていたことです。その理由を、少し詳しくみてみましょう。

２００５年、厚生労働省研究班が発表した「報告書」では、健診の代表的な検査項目の多くは「病気の予防や死者の減少という視点では、有効性を示す根拠が薄い」と結論づけています。

最近よくいわれる医学的根拠（ＥＢＭ＝エビデンス・ベースド・メディシン）の柱になるのは、診断基準、治療基準、治療効果を示す疫学調査のたった３つです。それらは、新しい事実や技術の革新などによって改訂されていきます。

そこで厚生労働省の研究班は、それぞれの検査項目が示している数値基準の根拠について、世界中の医学論文にあたって調べ直しました。

その結果、**「有効性が薄い」と評価した各検査項目**について、報告書では次のようなコメントをしています。

【一般的な問診】＝明確な証拠はない
【視力検査】＝勧めるだけの証拠はない
【聴力検査】＝勧めるだけの証拠はない
【身体診察】＝明確な証拠はない
【聴診】＝明確な証拠はない
【腹部診察】＝ほとんど証拠がない

【心電図測定】＝虚血性心疾患の発見には無意味
【胸部X線】＝肺がん発見に有効との証拠なし
【コレステロール検査】＝コレステロール低下には役立つが、心筋梗塞予防に有効との証拠なし
【肝機能検査（GOT、GPT、γGPT）】＝実施の意義を再検討すべき
【尿検査】＝糖尿病発見には不適切、腎不全を防ぐ証拠がない
【血球数など】＝有効性を示唆する充分な証拠はない
【C型肝炎検診】＝判定保留
【B型肝炎検診】＝判定保留

つまり、充分な証拠があったとされたのは、【血圧の測定】【「飲酒」と「喫煙」に関する問診】だけだったのです

そのほかに、【身長と体重の測定】は減量指導の充実を条件に、【糖負荷試験（糖尿病検査）】と【うつ病を調べる問診】は指導や治療の体制整備を条件に、それぞれ〝有効〟と判定されています。

欧米の研究でも「充分な医学的根拠なし」と一刀両断

参考のために海外のケースもみてみましょう。

健診の有効性については、アメリカやヨーロッパでの研究が有名です。なかでも米国予防医療研究班の報告書は、AからEまで5段階の勧告ランクがあり、興味深い内容となっています。

その5段階というのは、

A＝定期健診にふくむべきとする確かなエビデンスがある

B＝定期健診にふくむべきとするエビデンスがある

C＝定期健診にふくむべきか否かのエビデンスが乏しい（ほかの理由で勧告される可能性はある）

D＝定期健診にふくめないとするエビデンスがある

E＝定期健診にふくめないとする確かなエビデンスがある

ですから、AランクとBランクが、意味のある検査項目といえるでしょう。これを日本の一般健康診断の11項目に当てはめたところ、Aランクは血圧のみ、Bランクが身長・体重と血中脂質検査の総コレステロールでした。

残りの項目は、すべてCおよびDのランクです。Dランクの意味は「ふくめないとする証拠がある」というわけですから、かなり**無意味だとはっきりしている検査項目**です。それが、胸部X線、喀痰検査でした。要するに、**健診の検査項目の大部分は、医学的には充分な根拠がない**ということです。

長生きしたければ健診を受けるな

人間ドックも同様で、欧米では「有効でない」としておこなわれていません。

では、なぜ健診・人間ドックが有効ではないのでしょうか。

たしかに、特定の病気や特定の部位をチェックするのなら効率が高まります。しかし、漫然と全身を検査しても、コストがかかるわりには病気の抑止効果は少ないのです。

もちろん日本の健診が有効だった〝歴史〟はあります。

かつて結核や寄生虫を早期発見し、病気予防に役立てられたのは事実です。しかしそれは、昭和の半ば頃までの話で、いまや**健診や人間ドックは、病人をつくりだしてクスリを売るための手段**でしかありません。

健診を受けても死亡率を引き下げてくれるわけではありません。さほど効果がない健診を受けて、メリットがないどころか、かえって死亡率が高まるとしたら、健診を受ける意味はありません。

たとえば高血圧の治療にしても問題があります。降圧剤の副作用があるほか、血圧をクスリで下げすぎると危険が生じかねないからです。

そのためかどうかは定かでありませんが、**血圧が高くても低くても死亡率にあまり差がない**というイギリスの研究が発表されています。高血圧による脳卒中などで死亡率が上昇するリスクと、降圧剤を飲むリスクに大きな差がないということです。

なかには、**高血圧のほうが長生きできるという研究結果も存在**します。

海外の調査で、血圧の上が１８０以上の高齢者グループが最も長生きで、１４０未満の高齢者グループは生存率が極めて低いという報告がされているのです。

「欧米では血圧を１４０以下に薬物で下げる意味はないとされている」

と指摘する学者もいます。

健診を受けるリスクについては、第6章で詳しく説明しましょう。

ムダな検査や治療を追放する新しい潮流

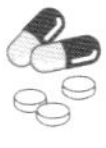

アメリカの高血圧の基準が２０１３年に「上は１５０以上」と緩和されたのは、ある新しい潮流に乗ったものです。

アメリカでは基準値を作成するにあたって製薬会社の影響を排除しようという動きが出ています。医師と製薬会社が癒着してつくったものでは客観的なガイドラインにならないからです。

製薬会社から金銭的援助を受けた医師が、製薬会社の売上げを増やすような基準値をつくっていたことが問題視されました。

日本と同様に、アメリカでも厳しい基準値が病人を増やしていたのです。ただ、アメリカでは、この弊害が排除される方向にあります。

アメリカの医療費も、日本と同じように、高齢化が進むことで国家財政を圧迫しています。２０１７年には4兆３０００億ドルと、ＧＤＰの20パーセントになると予測されています。「クスリ漬け・すぐ手術」という医療に対しても、アメリカの国民は不信感を抱いています。

そこで、ムダな検査や治療を追放するキャンペーンが展開されていますが、日本の健診や人間ドックも、必要以上に病人をつくっているという点では、ムダな部分が多いといえます。**基準値を緩和して病人を減らすことは、いまや世界的潮流**です。

以前とは変わった「病気の概念」

病気の概念そのものの変化があったという理由も見逃せません。

たとえば、ＡさんとＢさんから同じ病原菌が検出されたとします。以前なら病原菌を退治することが治療でした。

「病気＝病原菌」です。当然、同じ治療法になります。

ところが、いまの考え方は違います。「感染した病原菌でＡさんが起こした反応」を病気ととらえます。一方、Ｂさんは「同じ病原菌に感染しても影響があまりない」かもしれません。その場合、Bさんは病気ではないということです。

現在、病気を考えるときには、感染症なら「病原菌＋環境因子＋遺伝因子による体質」の3つを考え、その構成比は「4対3対3」です。つまり、病原菌だけに対応しても、病気は完全に治療できないことが常識になっているのです。

検査値の見方も、以前とは大きく変わってきています。

たとえば肝硬変が進行すると検査値が正常範囲に戻ってくるケースがあります。

肝機能の指標になるGOT、GPTは肝臓にふくまれる酵素で、障害が起きて細胞が壊れると、正常時より血液中に多く流れ出します。しかし肝硬変が進めば、肝細胞は硬くなって壊れにくくなり、GOTもGPTも低くなってくるのです。

このように、潜在性の病変（病気になって起こる身体の変化）が多いことがわかってきた現在、検査で数値が正常でも安心できません。

肝機能の専門家は、

「GOTなどが高くても問題がないことは多く、それほど心配しなくてもよい」

とコメントしています。

肝臓を調べるならウイルス性肝炎やアルコール性肝炎ですが、ＧＯＴやＧＰＴの検査では見落とされる場合が多いのです。問診での飲酒量調査、あるいは直接ウイルス検査をしたほうが確実です。

現在の健診でおこなわれているような「画一的で網羅的な検査と治療は、ひと昔前のもの」といわざるを得ません。

もはや健診の項目について、それぞれ有効性が評価されなくなったのは、現在の医学レベルからみて、ある意味で当然のことです。

かなり以前から、現状の健診について、

①収益を重視しすぎる
②見落としが多い
③検査項目が中途半端である

との指摘がありました。

それなのに**何も変わらなかった理由は、役人の怠慢**と無関係ではありません。行政は、日進月歩で進歩していく医学と歩調を合わせられなかったのです。

健診は年齢、家族歴、生活歴、既往歴などをもとに、本当に必要な人を絞り込むことが重要です。そうしたしくみにならないかぎり、健診はムダです。

「下げすぎは危険」なコレステロール、血糖値、ＢＭＩ

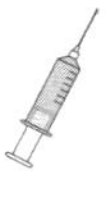

コレステロール値についても欧米の基準値は緩いものです。欧米ではＬＤＬコレステロールは「１９０以上」が異常とされていましたが、アメリカでは２０１３年に基準値が撤廃されました。ＬＤＬコレステロールを下げても心筋梗塞などが減るとはかぎらないとして見直されたのです。

日本の現在の基準は「１２０未満」です。しかし、日本人間ドック学会の新しい基準ではそれが、男性では「１７９未満」になりました。これまでの欧米の基準値をあてはめても、日本で「異常」とされる人の多くは、正常の範囲に入ることになります。

いまやコレステロールを下げる必要性そのものが否定されているのです。むしろ、コレステロールを下げすぎることの弊害が注目されるようになっています。

また、アメリカの国立衛生研究所（ＮＩＨ）は、低血糖の危険を報告しています。

糖尿病の患者さんの治療効果を調査したところ、ヘモグロビンA1cを7・5（%）まで下げたグループよりも、ヘモグロビンA1cを6・4（%）まで下げたグループのほうが死亡率は高くなりました。

血糖値をより低い数値に下げた6・4（%）グループでは、重症低血糖のために脳卒中や心筋梗塞のリスクが高まったのです。

それにもかかわらず、日本の現行基準では、ヘモグロビンA1cは5・5までが正常とされています。それより高ければ血糖値を下げるクスリを飲まされている人が多いわけです。欧米の基準値は、もっと緩いのにもかかわらず、です。

肥満度をあらわすBMIについても、25より数字が大きいと肥満だとして、下げることがいいかのようにいわれます。ところが**BMIは低ければいいというのは間違っている**のです。

BMIは、下げすぎると免疫力が低下するために死亡率が上がってしまいます。極端にやせすぎるよりも、むしろ小肥りくらいのほうがいいというように、肥満の〝先進国〟であるアメリカでも流れが変わってきました。

一時期「メタボリックシンドローム」などといって、盛んに出っ腹や太りすぎの害が強調されましたが、それもいまは沈静化し、メタボ健診も見直される予定になっています。

そもそも「メタボ」を喧伝して喜んでいたのは、それでクスリが売れる製薬会社だけで、結局「メタボなんて、なんの問題もない」というのがいまや世界の潮流になりました。

血圧の測定は有効な検査

では、有効な健診とはどんなものなのでしょうか。健診や人間ドックの目的が病気の早期発見、早期治療、そして予防だとすれば、検査の有効性が問われます。本当に受けるべき検査項目は何かということについてみていくことにします。

すでに述べたように、健診で有効なのは「血圧」「うつの問診」「身長・体重の測定」「飲酒」「喫煙」ぐらいです。現状の健診項目にあるのは血圧と身長・体重の測定ぐらいで、うつの問診、飲酒、喫煙の3つは検査項目にはふくまれていません。

血圧は厚生労働省の研究班による調査でも、医学的根拠のある検査とされています。アメリカやヨーロッパでも血圧については評価されています。

その最大の理由は、１９８０年代の後半に、高血圧が狭心症、心筋梗塞、脳梗塞といった病気のリスクになることが明らかになったからです。高血圧はまた、糖尿病の病状も進行させます。

そうしたことを背景に、かつてアメリカでは「死の四重奏」という言葉が流行しました。死の四重奏というのは高血圧、高脂血症、糖尿病、肥満のことで、メタボリックシンドロームが話題になった時期の話です。

たしかに、**血圧の測定は、とくに妊娠中の女性にとっては大切な検査**です。母体内の循環動態の変化がわかりますし、妊娠中毒症のチェックにも役に立っています。腎臓病も高血圧と関わりがあります。

血圧を正確に測定するときは水銀血圧計を用います。正常値はＷＨＯ、ＩＳＨ、米国高血圧合同委員会が決めていますが、日本では日本高血圧学会がほぼ4年ごとに正常値を改訂しています。

ただし、すでに指摘したように、現在、多くの**健診で使われている正常値には疑問**があります。**医師や製薬会社の都合で決められているだけ**だからです。

加齢によって血圧が高くなるのは当然

そもそも**血圧は年齢と共に高くなっていくのがふつう**です。

高齢になれば、老化で血管が硬くなり、血液を身体中にスムースに送るためには高い血圧が必要となります。それは人間の身体が必要だとして調整した結果であり、年齢を重ねるにつれて血圧は高くなるのが自然だということです。

繰り返しになりますが、かつては「年齢プラス90」までがセーフというのが医学の常識とされていました。つまり60歳なら１５０まではセーフということです。

血圧は環境や運動量などでも簡単に変動します。測り方によって同じ人でも血圧に上下がありますし、運動したあとだったりすれば高くなります。そうしたことを考えると、基準値を少しくらい上回ったとしても10パーセントくらいまでは誤差の範囲です。

「年齢プラス90」を目安にすると、70代なら「プラス90」で「１６０」です。さらに、その10パーセントをプラスした「１７６」程度でも問題はありません。

血圧は変化するものです。むしろ、血圧の変化が身体を自然に調整して守ってくれているというべきです。

血圧には個人差があり、人によっては仕事のストレスがなくなれば自然に血圧が下がったりします。継続的に診ている医師が判断する場合は別ですが、そうした個人差は集団で受ける健診では無視されがちです。

しかも、仮に血圧が高い人でも、現代人は昔にくらべて栄養状態がよくなっていますから、血管そのものが昔の人とくらべて破れにくくなっています。血圧が高くても脳出血や脳梗塞になりやすくなるということはありません。また**40代以下の人は、そもそも血圧など気にする必要はない**のです。

血圧は1回でなく何回も測るといい

正確な血圧を測定するには、

①測定前30分以内の喫煙やカフェインの飲用は禁止する
②15分以上の安静後に測定する
③測定部分が心臓と同じ高さにする

④2回以上測定したうえで平均値をとることが望ましいとされています。

血圧は1日のなかでも変動しますし、季節による変動もあります。**夏は血管が緩むために血圧が低めになり、冬は寒さで血管が収縮するので高めになります。**

こうしたこともふくめて考えれば、血圧は何回も測る必要があります。測定の回数と寿命の関係を調べた研究によると、**血圧を測定する回数が多い人ほど長生き**するようです。

血圧の研究における最近のテーマは、軽症高血圧の中高年者をどのように管理するかということです。中高年者の軽症高血圧を改善することができれば、生活習慣病の急増にストップをかけることができ、医療費を節約することにもなります。

この問題に対する大規模な調査がアメリカ、イギリス、オーストラリアなどでおこなわれています。

結論からいいますと、最低血圧の改善を積極的におこなうことで、虚血性心疾患や脳卒中を減らすことができます。

最低血圧を5～6下げるだけで、脳卒中を42パーセント、虚血性心疾患を14パーセントほど減らすことができます。最低血圧をほんの少し下げるだけで、致命的な病気の予防につながるのです。

高血圧よりも降圧剤のほうがリスキー

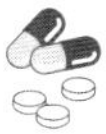

高血圧の治療には、薬物療法と非薬物療法があります。降圧剤は効き方のしくみによっていろいろなクスリがありますから、服用するクスリの種類によって副作用のことも考える必要があります。

降圧剤は血流を抑制するという作用があります。そのため、降圧剤には脳の血液量が減り、うつ的な気分になるという副作用があります。また、皮膚が光過敏症になることもあります。

高血圧で血圧を下げるクスリを飲んでいる人は、クスリを飲んでいない高血圧の患者さんの2倍の確率で脳梗塞になるというデータがあります。**降圧剤のせいで血流が悪くなる**からです。

血圧が下がりすぎてしまうと、脳への血流量が減ります。脳細胞に充分な栄養と酸素が届かないため、立ちくらみや、めまいが起きやすくなったり、判断力や思考力が低下したりします。

さらに、**降圧剤のなかには認知症リスクや発がん性が指摘されているものもあります。**

こうしたことから、最近では、非薬物療法を推奨する医師も増えています。

減塩、軽い運動、肥満の改善といった生活習慣を中心とするもので、生活習慣病の予防にもなりますから一石二鳥でしょう。

ただし、非薬物療法にも問題がないわけではありません。それは「どのくらい効果があるか」という問題です。

非薬物療法の効果のほどは、同じ高血圧でも、ほかに病気があるかないかで違ってきます。一般的には、非薬物療法は薬物療法にくらべて降圧効果は小さいといえます。

このため、非薬物療法だけで高血圧を管理するのは、とくにほかの生活習慣病があるときはむずかしいといわれます。短期間で効果が出るのは、たしかに薬物療法です。

米国高血圧合同委員会の報告では、糖尿病があれば、血圧が、上は130～139、下が85～89であっても、降圧剤の服用を始めるべきとしています。高血圧には自覚症状がありませんし、自覚症状があったとしても軽いことから、早期に治療を始める患者さんが少ないということもあります。

日本高血圧学会が示している具体的な治療のポイントによれば、生活習慣病の治療と降圧剤の服用を別にして、

①食塩制限（１日７グラム以下）
②適正な体重の維持
③アルコール摂取の制限
④脂肪摂取の制限
⑤適度な運動
⑥禁煙

とされています。

第4章

本当に必要な健診項目とは

いまこそ必要なうつ病の問診

現行の健診項目には、うつ病に関する問診がありません。

うつ病は、〝心の風邪〟とも呼ばれます。風邪のように、だれもがかかる可能性があるからです。しかし、うつ病のような心の病気の特徴は、ウイルスや病原菌によって起きる感染症のような単純なものではないことです。

心の病気は、さまざま原因が複雑にからみあって起きます。ストレスが発症の要因になりますが、ストレスそのものの強弱は、それこそ十人十色です。同じようなことでもストレスに感じる人とまったく感じない人がいます。

そのため、健診に必要な基準があるのかどうかわからないということも事実です。それでも、うつ病の問診は、設けるべき健診項目です。

一時期、日本では、1年に3万人を超える自殺者が出ていました。現在でも3万人に近い人がみずから命を絶っています。また、２０１４年の内閣府の「自殺対策白書」によると、**15歳から39歳までの死因のトップが自殺**です。そして、そのうちの相当数の人が、うつ病を抱えていたと推測されています。

うつ病は、早い段階で不眠、疲労感、食欲不振などといった初期の症状がありますが、病気だと気がつくのに遅れることも少なくありません。進行すればするほど回復に時間がかかるのも特徴です。

効き目のあるクスリも開発されていますが、基本的にはクスリは対症療法にすぎません。症状を一時的に抑えることはできても、再発する可能性が高いというのもまた、うつ病の特徴です。

健診におけるうつ病の問診の必要性については、かなり以前から指摘されています。しかし、実際におこなうとなると、１人につき30分程度の時間がかかります。これが実現を妨げているネックのひとつでしょう。

そこで、自己診断によってスクリーニングをするのも効果的です。

うつ病の検査は本人からの訴えに頼らざるを得ない面がありますし、うつ病の初期には身体的な症状を訴えることが多いこともあって、ほかの病気との判別がむずかしいという問題もあります。

そのため、早期発見や予防を目的とする健診に適さないといわれてきました。しかし、2002年に発表された米国予防医療研究斑の報告によると、うつ病の問診で見つかったうつ病は、「適切な治療をすることで慢性化のリスクを減少させることができる」としています。

うつ病かどうかは自己診断できる

人間の性格はなかなか変えられませんし、行動パターンは、その人の性格に深く関わっています。そもそも、うつ病の予防のために、みずからの行動パターンを変えられるような人は、うつ病になりにくいタイプでしょう。

うつ病を〝心の風邪〟といいました。

風邪はいろいろなウイルスによって起きる病気の総称です。ウイルスをシャットアウトするには、無菌室で暮らさないかぎり不可能です。風邪にかかったら、なるべく早く治して、肺炎になどならないようにするのが治療の基本です。

うつ病も同じです。ただし、風邪なら発熱を体温計で客観的に調べることができますが、うつ病には客観的な指標がありません。そのため、どうしても主観的な基準に頼らざるを得ません。

うつ病の要因も十人十色ですが、それでも「自分がいま、どのような精神状態にあるか」を知ることは重要です。しかし、**うつ病が重症になるケースほど、自分がうつ病であることを認めたがらない**という傾向があるのも事実です。

うつ病に対してよく使われるチェック法に「ベック抑うつ尺度（ＢＤＩテスト）」があります。

認知行動療法を始めたアメリカ・ペンシルバニア大学のアーロン・Ｔ・ベック博士が考案したもので、このテストを利用すると、抑うつの程度を自己評価できます。

インターネット上からもダウンロードできますが、以下に質問項目を列記しますので、試してみてください。

次にあげた21の質問に対して、最近２～３日のあなたの気分にいちばん近い項目をチェックします。

第12問 0 わたしは人に対する興味を失っていない
1 わたしは以前よりほかの人に興味をもたなくなった
2 わたしはほかの人への興味を大部分失った
3 わたしはほかの人への興味を失った
第13問 0 わたしは自分なりの判断力がある
1 わたしはいままでのような判断力に乏しい
2 わたしは以前よりも物事の判断に困難を感じる
3 わたしは何も判断することができない
第14問 0 わたしは自分が以前よりも見かけが悪いとは思わない
1 わたしは年をとり魅力を失って見えるのではないか気になる
2 わたしはだんだん魅力がなくなったように思う
3 わたしは自分の見かけが見苦しくなってきたと信じる
第15問 0 わたしは以前と同様に仕事ができる
1 何かをしようとするとき前よりも努力をしなければならない
2 何かを始めるとき、うんと頑張らなくてはならない
3 わたしは何もしたくはない
第16問 0 わたしはいつものようによく眠れる
1 わたしはいつものようにはよく眠れない
2 わたしは以前よりも1～2時間早く目が覚め、なかなか再び眠れない
3 わたしは以前より数時間早く目が覚めるし再び眠れない
第17問 0 わたしはいつもより疲れた感じはしない
1 わたしは以前よりも簡単に疲れる
2 わたしは何をやっても疲れる
3 わたしはあまり疲れるので何もできない
第18問 0 食欲は普通だ
1 食欲は以前よりはない
2 いまは食欲がない
3 食欲がまったくない
第19問 0 最近大きな体重の減少はない
1 最近2ｋｇ以上体重が減った
2 最近4ｋｇ以上体重が減った
3 最近6ｋｇ以上体重が減った
第20問 0 わたしは健康についてとくに気にしない
1 わたしは身体の問題について気にしている
2 わたしは身体のことがたいへん気になってほかのことをあまり考えられない
3 身体のことでたいへん悩んでいるのでほかのことは何も考えられない
第21問 0 性についての興味はとくに変わっていない
1 以前より性に対する興味が減少した
2 いまでは性に対する興味がたいへん減少した
3 性に対する興味がまったくなくなった

第1問	0	わたしは落ち込んでいない
	1	わたしは落ち込んでいる
	2	わたしはいつも落ち込んでいるから急に元気にはなれない
	3	わたしはとてもがまんできないほど落ち込んでいるし不幸だ
第2問	0	わたしの将来についてとくに失望していない
	1	わたしの将来について失望している
	2	わたしの将来について期待するものはない
	3	わたしの将来には希望ももてないし、物事はよくわからないと思う
第3問	0	わたしは自分が失敗するとは思わない
	1	わたしはほかの人よりは失敗してきたと思う
	2	いままでのことを思うと失敗を繰り返してきたと思う
	3	わたしは人間としてまったくだめだと思う
第4問	0	日常生活ではたいへん満足している
	1	日常生活のできごとを楽しんではいない
	2	わたしは何にも本当に満足できない
	3	わたしはどんなことにも満足できないし退屈だ
第5問	0	わたしはとくに罪悪感をもっていない
	1	ときどき罪悪感を感じている
	2	わたしは多くの時間、罪悪感を感じている
	3	わたしはいつも罪悪感を感じている
第6問	0	わたしは罰を受けるとは思わない
	1	わたしは罰せられるかもしれない
	2	わたしは罰せられるだろうと思う
	3	わたしはいま罰を受けていると思う
第7問	0	わたしは自分自身に失望していない
	1	わたしは自分自身に失望している
	2	わたしは自分自身に嫌気がさしている
	3	わたしは自分自身が嫌いだ
第8問	0	わたしは自分がほかの人より劣っているとは思わない
	1	わたしは自分の弱さや失敗について自分自身を責めている
	2	わたしは自分の欠点をいつも自分のせいにする
	3	嫌なことが起こるとそれを自分自身のせいにする
第9問	0	自殺について考えたことはない
	1	自殺について考えたことはあるが実行したことはない
	2	自殺したいと思う
	3	もし機会があったら自殺するだろう
第10問	0	わたしはいつもより悲しい気持ちではない
	1	わたしはいつもより悲しい気持ちでいる
	2	わたしはいつも悲しい気持ちでいる
	3	わたしはいつも泣いていたが、いまでは泣きたいと思っても泣けない
第11問	0	わたしはこれまでのようにイライラしない
	1	わたしはいままでより簡単に悩んでしまうし、イライラする
	2	わたしはいつでもイライラを感じる
	3	わたしはイライラすらも感じなくなった

各項目についている「0〜3」の数字は点数です。チェックした21項目の点数を合計してください。その得点による判定が次のとおりです。

0〜9：うつ状態とはいえない
10〜15：軽度のうつ状態
16〜19：軽度〜中等度のうつ状態（専門家の治療が必要）
20〜29：中等度〜重度のうつ状態（〃）
30〜40：重度のうつ状態（〃）
40超　：極度のうつ状態（〃）

16点以上の状態が2週間以上続くようでしたら、うつ状態にあるといっていいでしょうから、精神科医の診断を受けることをおすすめします。また、家族や同僚など、周囲にいる人が気づいてあげることも大切です。

なぜ、うつ病が増えたのか

うつ病の治療法のひとつである認知療法は、心理的な理由でうつ状態になったケースなどでは薬物療法より効果があるといわれています。

認知療法では、うつ病の本質である「ゆがんだ考え」を患者さんに自覚させることで、うつ病を克服していきます。ゆがんだ考えとは、たとえば次のようなものです。

①何か失敗するとそれですべてがだめになると思う
②失敗すると何をやってもだめだと思う
③自分の否定的なことだけをとりだす
④自分のよい点を無視する
⑤他人の心を憶測する
⑥ものごとの重要性を過大に考える
⑦感じたことが現実と思う
⑧こうする以外にないと思う
⑨自分がだめだとラベルを貼る
⑩自分の責任のないことで自分を責める

うつ病の増加は、日本の多くの会社の職場環境の変化が関係しているとされます。不安定な雇用形態が増え、将来への展望をもちにくくなりました。

また、グローバル化の影響もあり、たとえば同僚や上司・部下に外国人がいて一緒に働くことも珍しくないなど、以前よりもストレスとなる要因も増えています。

こうした変化になかなか適応しにくい人にとっては、**うつ病になる原因が増えた社会になってしまった**と思えなくもありません。

飲酒に対する問診の必要性

「酒は百薬の長」といいます。これは1世紀に書かれた中国の歴史書『漢書』に出てくる言葉ですが、現代でも立派に通用します。

フランスは肥満、糖尿病、高血圧などは、ほかのヨーロッパ諸国と同じなのに、なぜか心臓病が少ないことが知られています。この不思議な現象は、「フレンチパラドックス」と呼ばれてきましたが、いまではフランスを代表するお酒の赤ワインのおかげであるという説がすっかり定着しました。

赤ワインには「ポリフェノール」と呼ばれる抗酸化物質がふくまれています。このポリフェノールの抗酸化作用で血栓ができにくいために、フランスでは心筋梗塞が少ないことが、世界的な医学誌の『ランセット』に掲載された論文で証明されたのです。

ただし、**アルコールそのものは有害な物質**で、急性アルコール中毒になれば、ときには命を失うこともあります。そのアルコールの分解を担当しているのが肝臓です。

肝臓は現在わかっているだけでも５００種類以上の代謝をおこなっています。飲酒によって起きるアルコールによる肝機能障害を調べることは健康と長寿に欠かせないことといえます。

健診では肝機能検査として、ＡＳＴとＡＬＴが肝障害チェック指標とされています。ＡＳＴは「アスパラギン酸アミノトランスフェラーゼ」のことでアミノ酸の代謝にはたらく酵素です。

臓器をつくっている細胞は、主としてタンパク質で構成されています。タンパク質はアミノ酸が集まったものです。ＡＳＴの量が異常に多いときは、アミノ酸が異常に代謝されるために、タンパク質が異常に壊されることで臓器の障害の疑いがあります。

ＡＳＴは「細胞質型」と「ミトコンドリア型」の2つに分類されています。ミトコンドリア型のＡＳＴをチェックすることで肝機能障害の重症度が推測できます。

もうひとつのＡＬＴは「アラニンアミノトランスフェラーゼ」と呼ばれ、ＡＳＴと同じようにアミノ酸の代謝に関係している酵素です。ＡＬＴは肝臓の障害が進むと減少するために、ＡＳＴと同時に調べます。アルコール性の肝障害では、ＡＬＴよりもＡＳＴの数値が高くなるという特徴があります。

成人を対象にした職場や住民の健診においてＡＳＴとＡＬＴの異常値を示すケースのうち35〜45パーセントが肥満、35〜45パーセントがアルコールの飲みすぎ、数パーセントがウイルス性肝炎によるとされています。

肥満による肝機能障害というのは、肝臓の周囲に脂肪がつく、いわゆる「脂肪肝」が圧倒的に多いようです。

肝機能については、さまざまな見方があります。別の目安とされるγ-ＧＴ（もしくはγ-ＧＴＰ）は、もっと緩めるべきという意見がある一方で、早めに病気の芽を見つけるためには緩めすぎないほうがいいという医師もいます。

肝臓に関しては、別の検査に注目することをアドバイスする医師もいます。肝機能のうちの「ＡＬＴ」が基準値をオーバーし、血小板数である「ＰＬＴ」が基準値を下まわれば、肝炎が疑われるからです。

アルコール摂取量と病気は無関係？

アルコール摂取量が多いと、それだけ肝臓の負担が増えます。**１日に160グラムのアルコール（日本酒だと４合くらい）を飲み続けていると、肝障害を起こすリスクが高くなる**のです。

アルコールの摂取量は高血圧とも関係があります。日本酒を毎日２合以上飲んでいる人は、最大血圧が６～８ほど上昇しているというデータもあります。

とくに日本人はアルコールを分解する「アセトアルデヒド脱水素酵素（ＡＤＬＨ）」が遺伝的に少ないことがわかっています。

ＡＤＬＨには「１型」と「２型」があり、日本人の約半数は「２型」の活性度が低いか、生まれつき「２型」を欠いていることが知られています。

ウイルス性肝炎については、肝炎ウイルスの検査が必要です。最近では、肝硬変や肝臓がんの95パーセントは肝炎ウイルスが原因であることが判明しています。

日本におけるB型肝炎ウイルスのキャリアは約150万人、C型肝炎ウイルスは約200万人と予測されています。

肝臓がんと肝硬変の原因は酒ではなかった

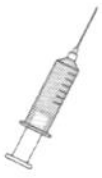

戦前の歌人・若山牧水をご存知の読者も多いでしょう。

「白玉の歯にしみとおる秋の夜の酒はしずかに飲むべかりけり」という短歌を残していますから、「ああ、酒飲みの歌人ね」と思い浮かべる方がいるかも知れません。

毎日1升は飲むという酒豪で、43歳という若さで肝硬変で亡くなりました。

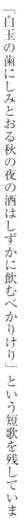

牧水は酒の飲みすぎによるアルコール性肝炎になっていたはずです。ただし、牧水の場合、これまでいわれたきたように「アルコール性肝炎が進行して肝硬変になった」というのは間違いでしょう。

かつて医学の常識では、アルコール性肝炎を放置しておくと肝硬変や肝臓がんになるとされていました。しかし、「肝硬変と肝臓がんの原因は酒の飲みすぎ」という考えが、最新の研究では否定されています。

肝硬変と肝臓がんの患者さんの95パーセントが「B型肝炎ウイルス」と「C型肝炎ウイルス」によることがわかっています。それ以外は、ほとんどが非アルコール性の脂肪肝から起こるNASH（ナッシュ）と呼ばれる肝炎によるものです。

つまり、**肝硬変と肝臓がんは、お酒の飲みすぎでなく、ほとんどはB型肝炎ウイルスとC型肝炎ウイルスに感染することによって起きる感染症**です。

日本では肝臓がんによる死亡数が急増しています。

肝炎ウイルスによって起きる肝臓がんのうち、C型肝炎ウイルスが85パーセント、15パーセントがB型肝炎ウイルスです。ウイルスのキャリアが肝臓がんになる確率はC型肝炎ウイルスが20パーセントと高く、B型肝炎ウイルスは1パーセントにすぎません。

C型肝炎ウイルスは、輸血や予防注射といった医療行為を通じて広がりました。

予防注射の注射針を替えなかったことや、輸血のための血液を売血によって調達する時代が長く続いたことが原因で、C型肝炎ウイルスが発見され、輸血用血液のチェックがスタートしたのは１９８９年のことでした。

一方、Ｂ型肝炎ウイルスは母親から子どもへの母子感染と、血液や注射針からの感染があります。肝硬変や肝臓がんになる頻度が高いのは母子感染によるもので、輸血や注射針からの感染では肝臓がんになりません。

治療法も進歩し、Ｃ型肝炎ウイルスのキャリアでも適切な時期に適切な治療を受ければ、肝臓がんで命を失うことはありません。難治型ウイルスでも、抗ウイルス剤の「ペグインターフェロン」と「リバビジン」を併用すると、治療を受けた70パーセントからＣ型肝炎ウイルスが除去できるとされます。

Ｂ型肝炎ウイルスについてはワクチンが開発され、日本ではＢ型肝炎ウイルスのキャリアである母親に対して、生まれてきた新生児へのワクチン接種をすすめるようになっています。

ウイルスのキャリアであるかないかは、病院で血液検査を受ければすぐにわかります。しかし、キャリアであることを知らないでいると、肝硬変や肝臓がんなってもなかなか気がつきません。

肝臓は「沈黙の臓器」と呼ばれるほど自覚症状が出にくい内臓です。B型肝炎ウイルスとC型肝炎ウイルスのキャリアであるかどうか調べることが大切です。

検査の結果で陰性とわかったら、肝硬変や肝臓がんを心配しないでお酒が飲めますし、もし陽性とわかったら、専門医に診てもらえばいいのです。こうした**検査こそ健診や人間ドックで受けられるようにすべき**でしょう。

アルコール依存症は自分でチェックできる

お酒を飲むことで問題となるのは、アルコール性の肝障害だけではありません。**アルコール依存症という問題**もあります。ただし、1日にどのくらい飲んでいるか、アルコール依存症ではないのかといったことを把握しないと、効果的な対策がとれません。

アルコール依存症は、以前の日本では「アルコール中毒」と呼ばれていました。アメリカはアルコール依存症の〝先進国〟で、家庭内暴力、離婚、離職などに結びつくため、周囲への影響が大きいとして、厳しく目を配るようになっています。

アメリカにおけるアルコール依存症の診断基準は、

①飲酒量を減らそうと考えたことがある
②他人から飲酒を批判されるとムッとする
③飲酒について罪悪感を覚えたことがある
④二日酔いをさましたり、気持ちを落ち着かせるために、朝起きて、まず酒を飲んだことがある

の4項目です。この4項目でひとつでも該当するものがあれば、アルコール依存症の疑いがあるとされます。

アメリカには1400万人のアルコール依存症の患者さんがいますが、治療は外来でおこなうケースがほとんどで、よほど重症でないかぎり入院することはありません。日本には109万人しかいないとされるアルコール依存症ですが、診断基準によっては294万人というデータもあります。診断基準をアメリカと同じように厳しくすると、もっと多くの人数になるはずです。

日本では「新久里浜式アルコール依存症スクリーニングテスト」が知られています。質問項目は男女別に異なるもので、表にしてご紹介しておきましょう。

新久里浜式アルコール症スクリーニングテスト／男性版

最近6か月の間に、以下のようなことがありましたか。

	項目	はい	いいえ
1	食事は1日3回、ほぼ規則的にとっている	0点	1点
2	糖尿病、肝臓病、または心臓病と診断され、その治療を受けたことがある	1点	0点
3	酒を飲まないと寝つけないことが多い	1点	0点
4	二日酔いで仕事を休んだり、大事な約束を守らなかったりしたことがある	1点	0点
5	酒をやめる必要性を感じたことがある	1点	0点
6	酒を飲まなければいい人だとよくいわれる	1点	0点
7	家族に隠すようにして酒を飲むことがある	1点	0点
8	酒が切れたときに、汗が出たり、手が震えたり、イライラや不眠など苦しいことがある	1点	0点
9	朝酒や昼酒の経験が何度かある	1点	0点
10	飲まないほうがよい生活がおくれそうだと思う	1点	0点
合計			点

新久里浜式アルコール症スクリーニングテスト／女性版

最近6か月の間に、以下のようなことがありましたか。

	項目	はい	いいえ
1	酒を飲まないと寝つけないことが多い	1点	0点
2	医師からアルコールを控えるようにいわれたことがある	1点	0点
3	せめて今日だけは酒を飲むまいと思っていても、つい飲んでしまうことが多い	1点	0点
4	酒の量を減らそうとしたり、酒をやめようと 試みたことがある	1点	0点
5	飲酒しながら、仕事、家事、育児をすることがある	1点	0点
6	私のしていた仕事を周りの人がするようになった	1点	0点
7	酒を飲まなければいい人だとよくいわれる	1点	0点
8	自分の飲酒についてうしろめたさを感じたことがある	1点	0点
合計			点

いかがですか。このうち、男性で4つ、女性で3つ以上の項目にあてはまれば、「アルコール依存症の疑い群」、男性で1つ～3つ、女性で1つか2つがあてはまれば「要注意群」です。ご用心ください。

圧倒的に多い依存症を認めない人

〝新久里浜式〟の詳細な判定基準については省略しますが、アルコールが好きな人はほとんど「アルコール依存症の疑い群」か、もしくは「要注意群」に入ると思われます。しかし、アルコール依存症は見逃されてしまうケースも少なくありません。

その理由は、**本人がアルコール依存症であることを認めないケースが圧倒的に多い**ためで、みずから病院にいくことは稀だからです。

別名「否認の病気」といわれるように、アルコール依存症の患者さんは、飲酒の悪影響を極端に過小評価するか、まったく認めないということが多いのです。

そのため、適切な治療がおこなわれないまま放置され、その結果、病状が進行してしまうことが少なくありません。

最近、専門家のあいだで心配されているのは、定年後のアルコール依存症が増えていることです。８００万人以上もいる団塊の世代が大量に仕事を離れ、その影響でアルコール依存症が増えることも予測されています。

それを防ぐためにも、健診には飲酒に関する問診を加える必要があるでしょう。さらには、アルコールに強いか弱いかを調べる次のような検査も重要です。

個人差が大きいアルコールの処理能力

東京消防庁の調査によると、急性アルコール中毒がもっとも多いのは4月です。

また、忘年会でむりやりお酒を飲まされた大人が急性アルコール中毒になることも珍しくないためか、急性アルコール中毒が2番目に多いのは12月です。

最近では若い女性の急性アルコール中毒も急増中です。意外なことに、女性が急性アルコール中毒になるのは7月というデータがあります。夏の暑いさかりに冷たいビールを飲むことが多くなるからでしょうか。

かつて一気飲みで命を落とす若者がいたのは、短い時間で大量のお酒を飲み、急性アルコール中毒になったからです。急性アルコール中毒はアルコールを分解してくれる肝臓の能力を超えてしまったときに起きます。

一般的には血中アルコール濃度が０・２パーセントを超えると〝黄色信号〟で、心臓がドキドキしはじめ、ろれつがまわらなくなり、０・３パーセントを超えると〝赤信号〟で千鳥足になります。**自分がどれくらい飲んだら、急性アルコール中毒のサインが点滅するのか知っておくべき**でしょう。

血中アルコール濃度が０・４パーセントを超えると意識が朦朧とし、それ以上飲むと脳の呼吸中枢が侵され、意識を失い、命にかかわることになります。そうなった場合、特別な治療はなく、点滴で血液中のアルコールを薄め、アルコールが肝臓で処理されるのを待つしかありません。

日本酒だと４合で血中アルコール濃度が０・２パーセントを超え、５合以上飲むと０・３パーセントを超えます。

しかし、肝臓がアルコールを分解するはたらきは個人差が大きく、お酒を飲んだ量だけではわからないのが実状です。

アルコールに強い人ほど依存症に注意

アルコールに強い人とアルコールに弱い人がいます。アルコールに弱い人は、お酒をほんの１杯だけ飲んだだけでも顔が赤くなります。

アルコールに強いか弱いかは、その人がもっているアルコールを処理する能力によって決まりますが、日本人はアルコールに弱い人が多いのです。

体内に摂取されたアルコールは胃や腸から吸収され、血管を通って肝臓におくられます。肝臓にある「アルコール脱水酵素（ＡＤＨ）」という酵素によって分解されたアルコールは「アセトアルデヒド」になり、このアセトアルデヒドが、顔を赤くしたり、気分を悪くさせたりするというはたらきをします。

二日酔いの原因もアセトアルデヒドです。アセトアルデヒドは「アセトアルデヒド脱水酵素（ＡＬＤＨ）」によって「酢酸」となり、排泄されます。アルコールはこうしたプロセスで処理されているのです。

アルコールに弱い人というのは、アセトアルデヒド脱水酵素をつくる能力が低い人です。アセトアルデヒド脱水酵素が少ないと、アルコールが分解されてできたアセトアルデヒドを急速に処理することができないために、お酒を飲むと顔が赤くなったり、気分が悪くなったりするわけです。

逆に、アセトアルデヒド脱水酵素をつくる能力が高い人は、アルコールが分解されて生じたアセトアルデヒドをどんどん処理できますから、「アルコールに強い人」ということになります。ただし、**アルコールに強い人ほど、アルコール依存症になりやすい**ので要注意でしょう。

このアルコールを処理する能力は遺伝子によって伝えられます。アセトアルデヒド脱水酵素をつくる遺伝子をもっているとアルコールに強い人になり、もっていないとアルコールに弱い人になるわけです。

したがって、アセトアルデヒド脱水酵素をつくる遺伝子をもっているかどうか調べておくといいでしょう。

アセトアルデヒド脱水酵素をつくる遺伝子のチェックは、髪の毛が1本あれば簡単に調べることができますし、口の中を綿棒でかきとるだけでも調べることができます。

アルコールアレルギーを防止する観点からも、これからは学校の健診で、こうした検査をとりいれるべきです。

喫煙に対する問診も不可欠

たばこの煙には、ニコチン、発がん物質、発がん促進物質、一酸化炭素、線毛障害性物質など４０００種類以上もの化学物質がふくまれています。

そのため、喫煙は肺がん、喉頭がん、膀胱がん、子宮がんといったがんだけでなく、虚血性心疾患、慢性気管支炎、肺気腫、胃・十二指腸潰瘍、早産、妊娠合併症といった病気のリスクにもなるのです。

こうしたことから、２００５年には世界の１６８か国が署名した「たばこ規制枠組条約」が発効しました。その条約には、

①たばこの需要を減少させるための価格および課税に関する措置
②たばこの煙にさらされることからの保護
③たばこ製品の含有物に関する規制

④喫煙の健康に与える悪影響についての普及・啓発、教育、禁煙指導の実施

といったことがあげられています。

２０１６年の調査では、日本の成人男子の喫煙率が20パーセントを切りました。たしかに減少傾向にあるとはいえ、依然としてアメリカの喫煙率を上まわっています。

そこで問題となるのが、どのようにして健診で喫煙を減らしていくかということです。著者たちとしては、ＣＯＰＤ検査を健診にとりいれるべきであると考えています。

ＣＯＰＤというのは「慢性閉塞性肺疾患」のことです。空気の通り道となる気道や酸素と二酸化炭素を交換する肺胞に炎症が起き、肺機能が徐々に低下する病気で「慢性気管支炎」や「肺気腫」がふくまれています。

ＣＯＰＤは世界の死亡数の４位を占めている病気で、日本における患者数も５３０万人と推定されています。

ところが、ＣＯＰＤの治療を受けている日本の患者さんは21万人しかいません。

見逃されやすいのは、タンやセキなどありふれた症状で始まり、ゆっくりと進行するためでしょう。また、推定される患者数と比較して、治療を受けている患者さんが極端に少

なくなっています。

ＣＯＰＤの診断は比較的容易です。息を吹き込むスパイロメーターと呼ばれる検査器を使うと病気の進行度もわかります。

ところが、日本ではＣＯＰＤに対する認知度が低いため、スパイロメーター検査をオプションとしておこなっている健診や人間ドックは少ないのが現状です。

高齢化とリンクするＣＯＰＤ

ＣＯＰＤは喫煙と深い関係がある病気で、患者さんの95パーセント以上は喫煙者です。1日に吸うたばこの本数×喫煙年数が４００を超えるとＣＯＰＤになるリスクが高くなるという研究もあります。

米国胸部学会の調査によると、たばこの消費量が増大するにつれて20年くらい遅れて肺がんによる死亡数が増え、それからさらに10年ほど遅れてＣＯＰＤによる死亡数が増えていることが明らかにされています。

日本における喫煙率は、１９８０年代まで「男性の60パーセント以上」が続いていました。そして、肺がんは１９９８年に胃がんを抜いて、がんの部位別による死亡率のトップになりました。

米国胸部学会の調査結果は、日本にもあてはまっていたといえそうです。

ＣＯＰＤの発症年齢は60～70歳代がピークです。ＣＯＰＤによる肺機能の低下は全身に影響を及ぼします。高血圧や糖尿病などといった生活習慣病にも悪い影響を与える可能性が高くなります。

団塊の世代は喫煙率がかなり高めです。ＣＯＰＤは高齢社会とリンクする病気だけに、健診や人間ドックによるＣＯＰＤの早期発見と早期治療は、急速に高齢化社会が進んでいる日本にとって不可欠のことといえます。

一度、破壊された肺は元に戻らないことを考えますと、できるだけ早期にＣＯＰＤを発見して、禁煙をふくめた手段でＣＯＰＤの進行を止めることが大切になります。

最近では、禁煙に対する禁煙指導に健康保険が適用されます。ニコチン依存症を解消しながら禁煙を実現させる治療法ですが、その効果には疑問の声も寄せられています。禁煙を実現させるのがむずかしいことの証ともいえそうです。

結局のところ、喫煙は個人の意志の問題になりますが、健診の項目にすることで、禁煙への動機づけを強めることは可能だと思われます。

糖尿病の検査はⅡ型糖尿病の予防策

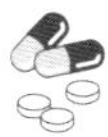

藤原道長は日本の歴史上もっとも権勢を誇った政治家の一人ですが、『御堂関白記』という彼の日記を読むと、道長が糖尿病だったことがわかります。

道長は52歳で飲水病にかかり、やがて眼病に苦しんでいます。飲水病とは糖尿病のことで、眼病は糖尿病の合併症である白内障と思われます。糖尿病になると異常にのどが渇くので、昔の人は糖尿病を飲水病と呼んだのです。

道長は62歳でこの世を去りました。

道長の命を奪った糖尿病は、人類が大昔から悩まされてきた病気のひとつで、古代エジプトの記録にも残っています。

糖尿病には「インスリン依存型」のⅠ型糖尿病と、「インスリン非依存型」のⅡ型糖尿病の2つのタイプがあります。

この2つは、「糖尿病」とはいうものの、まったく別の病気です。

インスリン依存型の糖尿病は、インスリンがつくれなくなるために起きる病気で、肥満や遺伝とは関係なく、突然、発病します。子どもや若者にも多いことから「若年性糖尿病」と呼ばれ、インスリン療法で治療します。

一方、日本人の糖尿病の95パーセントを占めるインスリン非依存型の糖尿病は、肥満、加齢、遺伝が要因です。

両親のいずれかに糖尿病があった中高年の肥満の人に多い病気で、徐々に発病しますが、運動療法と食事療法で病気をコントロールすることはできます。

インスリン非依存型の糖尿病は典型的な生活習慣病で、インスリンのはたらきが妨げられるために起きます。肥満になるとインスリンのはたらきが低下するため、インスリン非依存型の糖尿病になりやすいのです。

糖尿病の検査が健診項目のなかでも有効なのは、**食事と運動など生活習慣を改善することでインスリン非依存型糖尿病になることを防げる**からです。

ひとつの基準だけでは判定できない糖尿病

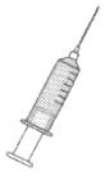

インスリン非依存型の糖尿病の診断基準となる血糖値については注意が必要です。インスリンを使って**血糖値を下げると低血糖で死亡率が上がる**という指摘もあるからです。

糖尿病の検査には空腹時血糖値とヘモグロビンＡ１ｃがあります。

空腹時血糖は「99（mg／dℓ）まで」、そしてヘモグロビンＡ１ｃは「５・５まで」が正常値とされていました。

しかし、たびたび紹介する日本人間ドック学会の新基準では、これが緩められ、空腹時血糖は「男性１１４まで」「女性１０６まで」、ヘモグロビンＡ１ｃは「男性６・０３まで」「女性65歳以上６・２０まで」に緩和されています。

このように基準範囲を緩めるべきだとする意見もありますが、一方で「現行の基準は意味がある」という説もあります。

糖尿病が「生活習慣を改善すればコントロールできる病気」のひとつであることを重視してのものです。

たしかに、現行の厳しい基準で引っかかった人は、早めに病気に気をつけるようになるでしょう。

食事や運動について気をつければ長生きができる可能性が高いので、その目安として「空腹時血糖が１００を超えたら」と注意を促すためにはいい数字だというわけです。

しかし、糖尿病の患者さんにとっては、現行の基準を目標にインスリンで血糖値を下げると心筋梗塞になったりするおそれもあります。

インスリンで糖尿病を治療中の患者さんの場合、ヘモグロビンＡ１ｃが７・５前後の場合がもっとも死亡率が低いという研究をご紹介しました。現行の「５・５」という基準値からすると「７・５前後」というのはかなり高い数値です。

これは**薬物療法で血糖を下げると、かえって死亡率が上がるリスクが大きい**ことを物語っています。それならば血糖値は下げないほうがいいというわけです。

つまり、基準値といっても、糖尿病を治療している場合と健康な人とでは、その意味には違いがあるということも憶えておいてください。

第5章
ムダな検査だらけのいまの健診

コレステロール値は高いほうが健康!?

そのほかの検査項目はどうでしょうか。まず、本来はあまり気にしなくていい項目から見ていきましょう。

健診や人間ドックで、もっとも気にしている人が多いのがコレステロールでしょう。現在の基準値で総コレステロールが高いとされるのは２００（mg／dℓ）以上、LDLコレステロールは１２０以上とされていますから、多くの人が異常と判定されているはずです。

しかし、たびたび述べてきたように、**総コレステロール値が高いほうがむしろ死亡率が低い**というデータがあることから、コレステロールの役割が見直されてきました。

「コレステロールは血液をドロドロにして血栓をつくり動脈硬化の原因になる悪役だ」などといわれてきましたが、どうやらそれは誤りで、じつはコレステロールは人間にとって有用なものとされるようになりました。

新基準では、総コレステロールは男性なら２５４まで、女性の65歳以上なら２８０でも正常とされています。

ＬＤＬコレステロールも、男性は１７８まで、65歳以上の女性は１９０までは正常だとされています。

悪玉コレステロールは本当に「悪」なのか

ＬＤＬコレステロールは「悪玉コレステロール」といわれ、心筋梗塞や脳梗塞の原因とされていましたが、それは疑問です。

最近の研究の結果、心筋梗塞や脳梗塞の〝犯人〟は活性酸素ということがわかってきました。活性酸素で酸化された「酸化ＬＤＬコレステロール」が血管の壁に入り込んで、免疫細胞に取り込まれることで動脈硬化になります。ＬＤＬコレステロールそのものでは動脈硬化の原因とはならないのです。

風邪をひくと、ウイルスに対して免疫細胞が攻撃します。このとき、ウイルスだけでなく血管の内壁も傷ができやすくなります。そうすると血管の内壁に酸化したＬＤＬコレステロールが付着しやすくなるということが判明しているのです。**風邪をひきやすい人は動脈硬化になりやすい**ともいえます。

そこで「ＬＤＬコレステロールが多いなら、酸化される量も多くなって、酸化ＬＤＬコレステロールも多いだろう」という推測をもとにしてＬＤＬコレステロールをチェックにしているのが、健診の基準値です。

動脈硬化の真犯人が酸化ＬＤＬコレステロールなのに、ＬＤＬコレステロールが基準とされているのも不思議な話です。

コレステロール値を「気にしなくていい人」とは？

これまでコレステロールが高いと心筋梗塞や脳梗塞になりやすいとされていたのは、遺伝的にコレステロール値がきわめて高い家族性脂質異常症のデータがふくまれていたからです。家族性脂質異常症の場合、コレステロールは１００とか２００とかいうレベルではなく、４００以上になります。そういう人が心筋梗塞になりやすいからといって、コレステロールの高いことがすべて問題だとはいえません。

コレステロールが多少高めといった程度の人は、クスリでコレステロール値を下げる必要などまったくありません。とくに**高齢の女性はコレステロールが高めになって当然**という医学的な理由があります。

コレステロールは女性ホルモンの材料になります。閉経後の女性は、女性ホルモンをつくらなくなります。

そのため、女性ホルモンの材料であるコレステロールが余って、コレステロール値が高くなるのです。現在の基準値をあてはめると、**閉経後の女性の半分以上が異常とされてしまう**ことになります。そんな正常値こそ「異常」です。

外国では、女性なら３００を超えなければ問題ないとされます。コレステロールは人間の身体に重要な物質で、コレステロールが減ることで免疫力が落ちて感染症にかかりやすくなるなどのリスクが生じます。

コレステロールを下げるために広く飲まれているメバロチンなどスタチン系のクスリには副作用があります。うつ症状を引き起こすことがよく知られているほか、発がん性を指摘する報告もあります。コレステロールを下げるために、このようなクスリを飲み続ける必要はありません。こうしたことから、コレステロールについては、とくに気にしなくてよいというのが著者たちの結論です。

一方、痛風の原因とされる尿酸も、基準値についての意見が分かれるところです。尿酸値が高いからといってクスリで下げると、その弊害のほうが大きいという意見もあれば、尿酸値基準が緩すぎると通風だけでなく動脈硬化のリスクが高まり、心筋梗塞や脳梗塞になりやすいという指摘もあります。

なぜメタボ健診に意味がないのか

かつて「成人病」と呼ばれていた病気を「生活習慣病」と変更したのは、みずからの生活習慣をコントロールすることで病気を防ぐことにつなげるという狙いがありました。健康は自分で守る時代になったのです。

それに関連して登場したのが「メタボ」という言葉でした。2001年、WHOが高血圧、糖代謝異常、脂質代謝異常と肥満を「メタボリックシンドローム」という名称で呼ぶと同時に、その診断基準を発表したことで広く知られるようになりました。

日本でも、いわゆる「メタボ健診」がスタートし、一時期は注目されました。メタボの診断は、

①ウエスト＝男性85センチ以上、女性90センチ以上
②血圧＝上１３０以上、または下が85以上
③血糖値＝空腹時血糖値１１０mg（１dl当たり）以上
④血中脂質＝中性脂肪１５０mg（１dl当たり）以上、またはＨＤＬコレステロール40mg（同前）未満

という基準値によってなされ、①に加え、②〜④のうち２項目以上が該当するとメタボだと診断されます。

厚生労働省の推計では、日本では40〜74歳までの男性では２人に１人、40〜74歳までの女性の５人に１人がメタボ予備軍にあたりますが、その基準値には疑問があります。

たとえば、男性のウエストサイズについてみると、アメリカでは１０２センチ以上なのに日本では85センチ以上とかなり厳しくなっています。同じウエストサイズでも、女性の場合、アメリカが88センチ以上なのに対し、日本は90センチ以上と甘くなっています。

身体の大きな男性が85センチ以上で、女性が90センチ以上というのでは、**医学的根拠がないとする専門家の声が多い**のも当然のことです。

メタボに対する考え方についても、それぞれの国によって微妙に異なり、WHOとIDF（国際糖尿病連合会議）の基準も一致していません。アメリカでも全米糖尿病協会は基準に否定的です。日本でも基準値の見直しの声がありました。

人気のアンチエイジングドックは信頼できるか

近年「アンチエイジングドック（抗加齢ドック）」と呼ばれる新しいタイプの人間ドックをおこなう病院が登場しています。鶴見大学歯学部付属病院、愛媛大学医学部付属病院、東海大学医学部付属東京病院をはじめとして、その後も開設が相次いでいます。

人間ドックの最大の目的が病気の早期発見と早期治療であるのに対し、アンチエイジングドックドックは将来の病気を予防し、健康増進を目標とするものです。

老化や健康を損なう小さな兆候をさまざまな検査から見つけ、医学的なサポートをおこなって**健康寿命を延ばすことが最大のセールスポイント**になっています。

検査項目には、これまでの人間ドックとはまったく異なり、

①脈派伝播速度（動脈硬化の進展度を調べる）

②頚動脈肥厚（動脈硬化の進展度を調べる）
③アディポネクチン（抗炎症のホルモンで血液老化度をみる）
③NK細胞（免疫バランスをみる）
④骨密度（骨の強さをみる）
⑤遺伝子（遺伝的に老化が進みやすいかどうかみる）
など目新しいものがあります。

寿命遺伝子には老化のプログラムが刻み込まれており、老化そのものは防ぎようがありません。しかし、老化をさらに促進する危険因子を取り除けば寿命をまっとうできるのではないかと考えるのがアンチエイジングの出発点になっています。

たとえば「活性酸素」は細胞レベルの老化を早めるとされています。活性酸素の影響を測定し、そのはたらきを制御する物質を補充することができれば、老化の進行を緩めさせることができるはずです。

一方、体内には抗酸化酵素と呼ばれる物質が分泌されていますが、体外からも抗酸化酵素を補充することができます。ビタミンCやビタミンEは代表的な抗酸化物質です。

さらに、加齢とともに成長ホルモンが減ってくるのは、ごく自然なことですが、減りすぎてしまうと老化を促進することになります。こうした成長ホルモンの分泌を抑制する要因が、運動不足、ストレス、睡眠不足、糖質摂取過剰などであるということもわかってきました。

アンチエイジングドックでは検査結果に基づいて、ホルモン補充療法や体内の有害金属を解毒したり排出させたりする療法、さらに食生活の改善、運動のプログラム、ストレスの対処法など、きめこまかな生活指導をしてくれます。これまでにない検査をするためか、アンチエイジングドックの料金は10万〜20万円と高額なものが多いようです。

ただし、まだ医学的な原理が解明されたわけではなく、実証するデータも不充分です。期待は大きいアンチエイジングドックですが、医学的根拠があるかは、今後の検証が必要ということを考えておく必要があります。

いずれにしても、基準も明確でなく、**検査しても長生きできるかどうかはあやふや**なのが、これらの検査です。むしろ、次のような検査項目のほうがもっと必要性があるのではないでしょうか。

母子感染を防ぐためにはＡＴＬウイルス検査を

がんのなかには「検診さえおこなえば根絶できるもの」があります。それが「ＡＴＬ（成人Ｔ細胞白血病）」と呼ばれる血液のがんです。

ＡＴＬは「世界でもっとも患者が多いのは日本人」という病気です。ＡＴＬウイルスは「Ｔ細胞」と呼ばれる免疫細胞のリンパ球に感染して白血病を引き起こします。しかし、ＡＴＬウイルスに感染しても病気にならない「キャリア」と呼ばれる人がいます。

このＡＴＬウイルスのキャリアは、日本人の起源と深いかかわりがあります。全国的に見るとＡＴＬウイルスのキャリアの分布は、九州・沖縄に集中していて、本州には少ないということが判明しているのです。

ＡＴＬウイルスのキャリアは鹿児島の13パーセントをトップに、沖縄の11パーセント、長崎の10パーセントとなっています。その理由として、日本の先住民族である縄文人がＡＴＬウイルスのキャリアだったからだと考えられています。

縄文人が住んでいた日本列島に、弥生人と呼ばれる人たちが大陸から移住してきたことで、先住していた縄文人は、日本列島の中心部から北や南に追われていきました。そのため、ＡＴＬウイルスのキャリアが北海道、九州・沖縄に多いと推測されているのです。

ＡＴＬウイルスの感染ルートは「母子感染」と「輸血感染」の２つですが、輸血に使われる血液については、現在、非常に厳しいチェックがされているため、ＡＴＬウイルスは母子感染ということになります。

とくに母乳によって母子感染することがわかっています。キャリアである母親の母乳にふくまれるリンパ球のなかにＡＴＬウイルスが存在しているのです。

この感染ルートを断つことができれば、ＡＴＬウイルスを根絶することができます。長崎では、ＡＴＬウイルスのキャリアとわかった妊婦には、母乳の代わりに粉ミルクなどの人工栄養を推奨するようにしています。

ＡＴＬウイルス陽性の母親が人工栄養を与えた場合の感染率はわずか２・７パーセントだったのに対し、陽性の母親が母乳を与えると16・９パーセントと５倍以上も高い数字を示しました。

問題は、人工栄養だけを与えた場合でも２・７パーセントの乳児がＡＴＬウイルスに感染してしまったことで、母乳のほかにも感染ルートがあったということです。

しかし、わずか１世代でＡＴＬウイルスのキャリアが２・７パーセントになったということは、２世代で０・０７パーセント、３世代目では０・００５パーセントと、世代を重ねることによって確実に減っていくことになります。母乳以外の感染ルートが明らかになれば、この数字をもっと低くできるでしょう。

日本には１００万人を超えるＡＴＬウイルスのキャリアがいると推定されています。ＡＴＬ撲滅のためには、長崎だけでなく全国で妊婦の健診にＡＴＬウイルスの検査をとりいれることです。

ＨＰＶ感染から起こる子宮頸がん

毎年３５００人の女性の命が奪われている子宮頸がんに関するこれまでの常識が急速に変化しています。

まず、子宮頸がんを発症する年齢です。

かつては60歳を超えていた発症年齢ピークが、30〜40歳代と低下しています。また、30

歳代の発症が3倍に増え、20歳代で発症する女性も増えています。

次に、ヒトパピローマウイルス（ＨＰＶ）の感染が、子宮頸がんの引きがねになることも、ドイツのハウゼンによって１９８３年に明らかにされました。

もともと良性のイボをつくるＨＰＶは１００種類以上のタイプが存在し、そのうち15種類が子宮頸がんと関係しています。この発見でハウゼンは２００８年のノーベル医学・生理学賞を受けています。

性交渉によって感染するＨＰＶは、多くの女性が感染しやすいウイルスです。しかし、ＨＰＶに感染しても90パーセントはウイルスが自然に消失しますから、ＨＰＶに感染したすべての女性が子宮頸がんになるわけではありません。

しかし、10パーセントの女性はウイルスが体内に残り、それが長期化すると子宮頸部の細胞に「異形成」という変化が起きます。異形成は前がん状態なので、簡単な手術で治療することができます。しかし、**異形成をそのまま放置しておくと子宮頸がんになる可能性**が高くなります。

このように、子宮頸がんはＨＰＶの感染によって起きる感染症と考えると、子宮頸がんが若い女性に増えていることは不思議でありません。子宮頸がんの発症年齢が若年化しているのは、女性の性体験年齢が低下しているからです。実際、初めての性体験年齢が低い女性ほどＨＰＶの感染率が高いことがわかっています。

子宮頸がんの早期発見を可能にするＨＰＶ検査

こうしたことから子宮がん検診の重要性が高まっていますが、子宮がんの検診率をみるとアメリカが80パーセント、ヨーロッパ諸国も70パーセントを超えているのに、日本はわずか23パーセントという低い数字です。

おそらく日本の女性の受診率が低いのは、**子宮がん検診は子宮がんを発見してもらうものだと誤解**しているからでしょう。

これまでの子宮がん検診は、子宮の入口の細胞を採取して顕微鏡で調べる「細胞診」が主役でした。ところが、欧米では細胞診だけでなく、感染部位のＨＰＶのＤＮＡを検出する検査を組み合わせた検診がおこなわれています。そのことが欧米の女性の受診率を高めているのです。

細胞診とＨＰＶ検査が両方とも陰性なら、３年間は子宮頸がんになる可能性が低いので、３年後に検診を受ければいいわけです。ＨＰＶ検査が陽性の場合、ＨＰＶの持続感染が考えられるので６か月ごとに精密検査を受けます。そこで前がん状態ともいうべき細胞の異形成が見つかったら治療すればいいのです。このことは、子宮がん検診を受けていけば、子宮頸がんになる心配がないことを意味します。

こうした新しい子宮がん検査が確立されたのですから、日本でも細胞診だけでなくＨＰＶ検査を加えた子宮がん検診を推進するべきでしょう。

また20歳代の子宮頸がんが増えていることを思うと、中高年だけではなく20歳代の女性も積極的に子宮がん検診を受けることをおすすめします。厚生労働省は２００４年から子宮頸がんの検診の開始年齢を20歳に引き下げています。

手軽にできる遺伝子検査やワンコイン検査も登場

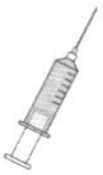

最近では、遺伝子検査によって、がんや生活習慣病の発症リスク、肥満体質などの遺伝的傾向が調べられるようにもなりました。

遺伝子は両親から子どもへと受け継がれます。この遺伝子を調べるのが遺伝子検査で、遺伝性疾患の原因遺伝子をもっているかどうかをチェックし、適切な治療や対策を講じることができます。

病院まで行かずに、自宅で調べることも可能です。自宅で検査して検体を送り、結果も送られてくるかたちで、簡単に受けることができます。費用は、検査項目にもよりますが数千円から２万〜３万円程度です。

また、最近ではワンコイン（５００円）で血糖値、肝機能、血管年齢などの項目を調べる「ワンコイン健診（検診）」も登場しています。駅ナカやショッピングセンターなどにあり、その場で結果が出ます。

新しく登場してきた検査を利用すれば、自宅にいながら簡単にできたり、手軽にワンコインですぐに調べられたりするわけです。

医学的にはあまり意味があるとは思えない健診や人間ドックの検査項目よりも、こうした検査のほうが有効といえそうです。

第6章

さらば健診・人間ドック

独自基準の「セーフ」「アウト」にある落とし穴

健診や人間ドックの判定基準値が信頼できないためでしょうか。週刊誌などでは、「ここまでが本当はセーフ！」として独自の基準を提案することがよくあります。しかし、こうした基準が信頼できるかといえば、必ずしもそうではありません。

というのは、ある一定の基準値で「セーフだ、アウトだ」と言っていますが、そもそも正常値とされているのは健康な人の平均値にすぎないからです。

血圧１５７で健康な人が半分いて、血圧１３７で健康な人が残り半分いた場合でも平均は１４７です。それをもって「１４７はセーフだ」といっているわけです。

しかし、血圧が健康時に１３７の人が１４７になったとすれば「正常範囲だ」として安心していられません。その人にとって１４７は異常値です。もしも、検査でそんな数値が出たら病気の予兆かも知れません。

その一方で、１４７程度の値なら、なんの問題もない人だっています。

つまり、週刊誌の記事などで扱われている数字は、そうした人たちの平均値でしかないということです。だからこそ「１４７は危険だ」として「こんな病気になりやすい」という説を組み立てることも可能ですし、逆の方向の説をとなえたいなら、もっと高い値でも健康でぴんぴんしている人の例を引き合いに出して「１４７は正常範囲」ということもできてしまうのです。

平均値というものが、もともと**都合のいいように利用できる性質の数字**だということを知っておくべきでしょう。

これは、いわば落とし穴です。

そもそも日本人は「正常範囲」について盲信しすぎです。つまり、日本人はさほど意味のない正常値にこだわりすぎているのです。

「血圧１４７」という数値だけを一人歩きさせるのでなく、正常値そのものがもつ問題点に、もっと目を向けるべきでしょう。むしろ基準値に振りまわされないというのが健康への道です。

健診を受けて、検査結果の数字に一喜一憂しているだけでは、それこそ医師や製薬会社の「思うツボ」です。

短命をもたらした健康習慣

「フィンランド症候群」という言葉をご存じの方もいらっしゃるでしょう。病名ではありません。フィンランドで15年にわたっておこなわれた、食事・健康管理調査の結果を世界中の医療関係者はこう呼びます。その意味するところは**「健康習慣を生真面目に続けると短命を招く」**というショッキングなものです。

調査の対象となったのは40~45歳までの上級管理職の男女約６００人です。健康に関心があり、自身の管理能力が高いとの理由で対象として選ばれた全員に、定期的健診と栄養学チェックを受け、運動をしてもらい、さらに、たばこ、アルコール、塩、砂糖などの摂取を抑制してもらいました。上級管理職の人たちが実行した健康習慣は医学的に証明されているものです。

その一方で、比較するために、別の６００人には定期的に健康調査票に回答を書き込んでもらうだけにしたのです。つまり「健康習慣は何もしない」人たちです。

そうして5年後、10年後、15年後の結果を評価しました。信じがたいことですが、高血圧や心臓血管系の病気、死亡、自殺、いずれの数も健康習慣を実行したグループのほうが多かったのです。

この長期調査はフィンランド保健局がおこなったものでしたが、あまりの衝撃的な結果に公表されませんでした。

ところが、ノーベル・ベルサイド博士という学者が雑誌に調査結果を1991年に公表したことから、この「フィンランド症候群」が広く知られることになったのです。

重要なのは「個人の事情」

フィンランド症候群は、公表されて以来、さまざまな解釈がなされてきました。現在のところ、もっとも有力な説は、**「個人の事情を無視した健康管理は効果がない」**という解釈です。

治療上の過保護と画一的な生活習慣が生体リズムを乱し、免疫不全や抵抗力の低下を招いたというわけです。これは著者たちからしても共感できる解釈です。フィンランド症候群を招いた健康管理も、定期的な健診データをもとに内容を決めています。

健診には基準値がありますが、基準値はあくまで全体の標準値であって、一人ひとりにあてはまるものではありません。

たとえば、国民の半数が身長150センチ、半数が身長170センチの国があったとします。この国の人たちの平均身長は160センチです。国連の国別データにはそう表記されるでしょう。

ところが、実際にこの国を160センチの人が訪れても同じ背の高さの人がたくさんいるわけではありません。町で見かけるのは、ほとんどが、自分より背が高い人か低い人です。基準値からだけの判断では見逃してしまうケースがあるのを認識することも非常に大切だということです。

問診が不充分な健診も無意味

健診の結果に示される「偽陰性」と「偽陽性」にも問題があります。偽陰性というのは、本当は異常だったり、病気があるのに検査の結果に現われないというケースです。偽陽性は、逆に病気もないのに検査結果が異常を示すケースのことです。

健診の結果は異常か正常範囲かで示されますが、健診を本当に役に立つものにするためには、さらなる評価が必要になってきます。

検査データの平均値を基準値とすると、偽陰性および偽陽性の確率は5パーセント程度あることになっています。

平均を求めるにあたって、飛びぬけた数字は例外として扱い、カットしてから計算します。その誤差が5パーセント程度になるのです。もっとわかりやすくいいますと、**20回に1回は正常であっても「異常」と判定されてしまう可能性がある**ということです。

そうした間違いもあることを前提にしたうえで、それをカバーするためにあるのが問診です。

しかし、会社の健診を受けた人はわかると思いますが、医師と話しあう時間がいったいどれくらいあるのでしょうか。

多くの場合、せいぜい2分か3分しかないのではないでしょうか。医師による問診の時間が5分以上あったら幸運でしょう。しかし、それでは偽陰性や偽陽性を見つけることなど不可能としか思えません。

こうした判断の間違いは健診の結果に織り込まれています。誤差を織り込んで結果をはじき出すためです。

検査の結果が前回と同じような数値なのに「要再検査」になったり、ならなかったりしたという経験がある方もけっこういらっしゃるはずです。同じ数値でも基準値の境目にある方は20回に1回は「要再検査」になるというわけです。

東京の聖路加国際病院の名誉院長を務める日野原重明さんのことをご存知の方も多いでしょう。104歳になったいまでも、現役の臨床医です。

その日野原先生の持論が、

「心臓の病気は問診だけで6割わかる。聴診器による診察も加われば7割わかる」というものです。どうしてわかるのかというと、最新の検査機器で病気を診断しているのではなく、対面する患者さんを「診て」いるからです。

聴診器といえば医師の代名詞のような存在ですが、悲しいことに聴診器で病気を発見する技術は、いまでは〝失われた技術〟になっています。

日野原先生は新聞のインタビューに、

「いまの医師は聴診器を使えず、検査データに頼りすぎる。データがないと病気の見当がつかないから、ムダな検査を増やす」

と喝破しています。

健診は検査のデータでしかありません。そのデータを意味のあるものにするには、検査そのものの再評価が必要です。検査される側の身体的、精神的、時間的、経済的デメリットも考える必要があります。

現状のままでは、健診は不要なものでしかありません。

健康管理は自己責任の時代に

すでに述べたように、そもそも**欧米では健診を受けることを国が推進していません。**健診を受けることが病気の予防に有効だとされていないからです。

健診を受ける以上は、それによって早く病気を見つけ、早く治療することによって、死亡率が下がらねばなりません。したがって、健診を受けた人と、健診を受けなかった人を追跡調査し、双方を比較検証して、初めて医学的に有効だといえるわけです。

こうした有効性に関する研究が欧米ではたくさんおこなわれています。しかし、いずれも実証にまで至らず、**健診を受けても受けなくても死亡率に差はない**とされているのです。つまり**健診を受けても死亡率は下がらない**のです。したがって健診を受けることはあまり意味がないという見方でほぼ一致しています。

たしかに、これまで見てきたように、健診は患者さんを増やすためにおこなわれ、受ければ受けたで健康な人がかえって病人になるわけですから、国が推奨する意味はないでしょう。

ただし、海外で健診がまったくおこなわれていないわけではありません。日本のような会社負担の集団健診はありませんが、健診そのものはあり、そうした健診を受けるか受けないかは個人の判断に任されています。**健診は海外では自己責任**なのです。日本のように会社がやってくれることはありません。

著者の矢島は大学院時代にフランスで暮らしましたが、集団での健診など聞いたことがありませんでした。

ただし、友人からの情報では、最近はフランスでもＳＳという社会保険に加入すると、

5年に1度、無料で健診を受けることができるようになったそうです。むろんSSに加入した場合だけであり、日本のように、会社に義務付けて、集団で、そして無料で受けさせるようなものではありません。

健康は自己責任で管理して、健康であることを個人が会社にアピールするものです。たとえばアメリカ人のほとんどは健診を受けていません。個人が主治医を雇って健康をチェックしてもらっているのです。

ホームドクターとともに健康を管理

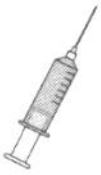

では、気になる症状が出たときに、欧米人はどうするのでしょうか。

そうしたケースでは定期的な健診でなく、身体に気になることがあったとき、自分の意思で健診を受けます。

そして、ここからが日本と違うところで、健診の結果はホームドクターに診てもらうというのが普通のスタイルです。かかりつけのホームドクターをもつことが社会に根付いているからです。

そのためには、ふだんからホームドクターに診てもらっているということが大切です。それでこそ有効なアドバイスを受けられるというものです。もしも専門的な治療が必要な場合は、そうした治療が可能な病院を紹介するというシステムができています。

ホームドクターや自分自身が中心となって健康管理をするという意識が根付いているわけで、会社の健診や人間ドックが健康管理の中心となっている日本人とは、意識が大きく異なっています。

アメリカには「家庭医」という医師の資格が設けられています。この資格を取るには、内科、小児科、産婦人科など幅広い診療科目と、コミュニケーション学なども修得しなければならず、3年間の研修を受けてから試験に合格しなければなりません。

そのため、うつ病、糖尿病、心疾患などの病気をもつ患者さんの多くは、家庭医の資格をもつ医師に主治医になってもらうようになっています。

ところが、日本では専門性が〝売り〟のはずの大病院が、本来ならホームドクターが受け持つような患者さんを相手にしています。大病院の「総合診療科」などという診療科目は、かかりつけ医やホームドクターがいる患者さんにとっては必要ないはずです。

しかし、そのおかげで、**大病院はいつも患者さんで一杯**です。本当に診察や治療が必要な患者さんが診てもらうのがむずかしかったりします。

その結果、急病のときに近くのホームドクターにかかったりすることになりますが、それはまったく逆ではないでしょうか。

むしろ、ふだんはホームドクターにかかり、急病のときこそ専門医のいる大病院にかかるようにすべきでしょう。

著者の中原は、かかりつけ医である大学の後輩に、いつも診察してもらっています。わたしだけでなく、わたしの家族のこともよく知っていて健康相談に乗ってくれます。そして、必要な場合は、専門の病院を紹介してくれます。

ところが、いまの日本では、年に1回の定期健診を受けて、平均の数字と比較して「高い、低い」と一喜一憂します。そして健診で何か見つかれば、そのまま健診を実施した病院で診てもらうのです。

せめて健診結果の判断はセカンド・オピニオン（別の医者の見立て）をとりたいものですが、それもせずに健診機関からいわれるままに、その病院に通い続けます。

健診をおこなっている病院にとって、こんな都合のいいことはありません。
多くの**国民の健診を頼る意識を、製薬会社や医師、薬剤師にうまく利用されてしまっている**のです。

かかりつけ医は何を診てくれるのか

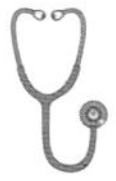

いずれにしても、健診は大きな岐路に来ています。受けるだけの意味があるものにするには、なんらかの見直しが必要です。

「すべての健診を廃止せよ」とまではいいませんが、有効性をチェックして、やめてもいい検査項目があまりにも多いことは、これまでに指摘したとおりです。

それでは、受ける側はどうすればいいのでしょう。

すぐにできるのは、そのような健診に頼らず、信頼できる医師を選んで、かかりつけ医として長くつきあうようにすることでしょう。

少なくとも、**健診の基準値に振りまわされずに、かかりつけ医に健診の結果を判断してもらう**くらいのことは、いますぐにでもできるでしょう。

良心的なホームドクターというのは、血圧の上が130以上だからといって、健診のように安易に「血圧が高い」などと決めつけないものです。

もし、数値だけを現行の基準値にあてはめて、

「とりあえずクスリを出しますから、それでようすをみましょう」

などと言う医師だったら、信頼すべきホームドクターとはいえませんから、別の医師に変えるべきです。

かかりつけ医は、いつも診ている患者さんの血圧を知っています。たとえ血圧の上が160でも、

「いつもより高めですが、問題ないでしょう。来週にでも、もう一度血圧を測らせてください」

というだけで帰しても心配のない患者さんもいれば、同じ160でも、

「きょうは、いつもより高いですね。ちょっと心配なので、明日また来てください」

という患者さんもいるはずです。

その患者さんによる「基準値」を、かかりつけ医は把握しているからこそ「ホームドク

ター」と呼べるのです。その判断の方法を、あなた自身が健診の結果を見るときの参考にするといいでしょう。

個人個人に〝正常値〟がある

健診の結果は「単に正常範囲にあるのか、それとも異常なのかを見るのではない」ということはおわかりいただけたでしょうか。そして、それにはあまり意味がないということを、ご理解いただけたでしょうか。

そこで、まず重要なのは、前回の健診結果とくらべてみることです。

また、個人的な正常値は、何年かの推移を見ることでわかってきます。個人的な正常値には当然、個人差があります。「個性値」と呼ぶ人もいます。個人的な正常値の範囲内に検査結果があるのであれば、たとえ一般的な正常値の範囲外であっても、なんら問題はありません。

逆に「その人にとっての正常値」の範囲から外れている場合は、一般的な健診の基準範囲であっても安心できません。なんらかの問題が生じている可能性が高いので、一般的な正常値だからといって安心してしまったら、かえって危険です。

結局、健診の基準値は、あまり重要でないことになります。推移をみて、変動範囲を把握することが重要なのだというのが結論です。

あえて繰り返しますが、「正常値かどうか」で一喜一憂するのは製薬会社や医師の思うツボです。

ホームドクターの賢い選び方

それでは、どんなホームドクターとつきあうべきでしょうか。

近所にいる医師を選ぶことが多いようですが、誰でもいいというわけではありません。なにしろ一生、あなたの身体と心を任せることになるわけですから、医師としての腕はもちろんですが、あなたとの相性も大切です。

一生のつきあいになるホームドクターは、

①自分と年齢が近い医師を選ぶ（かなり年上の医師は先に亡くなる可能性が高いので、一生つきあってもらえません）

②診療科目の少ない医師を選ぶ（専門性がわかるので信用できます）
③専門医を紹介してくれる医師を選ぶ（自分の専門でない病気のときは、すぐに大病院の専門医を紹介してくれます）
④質問にきちんと答えてくれる医師を選ぶ（インフォームドコンセントは診療の基本です）
⑤説明するときに目を見て話す医師を選ぶ（カルテを書きながらや別の作業をしながら話す医師は論外です）

といったことをポイントに選ぶことです。

長い一生を考えたら、**ホームドクターをもつことのメリットは非常に大きいものがあります。**病気を治してもらうだけでなく、普段からの健康管理もしてくれるホームドクターは、あなたが元気で長生きをしていくための大切な存在といえるでしょう。

健診・人間ドックを受けるリスクから目をそらすな

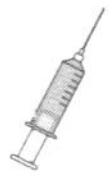

そもそも「健診・人間ドックを受けることのリスク」を指摘する人もいます。健診でおこなわれる検査自体にリスクが存在する問題です。

たとえば「肺がん検診を受けるリスク」についていえば、検診を受けたほうがリスクは高まることがアメリカの調査ではっきりしています。

がん検診でおこなわれている胸部X線検査は、よほど経験を積んだ専門医でないかぎり、早期の肺がんなど見つけることは至難の技です。

それに加えて、間接撮影（健診を受ける人がレントゲン写真を撮られる検査）は放射線の被曝が多いという問題もあります。このため、**アメリカでは間接撮影装置の使用をとっくにやめています。**その検査に意味がないからやめたわけです。

胸部X線検査や胃X線検査は放射線を使った検査です。放射線は人間の身体を傷つけます。そんな検査にリスクがあるのは当然でしょう。

胸部X線検査の場合、身体に浴びる放射線の被曝量は0・1ミリシーベルトとされています。

検査をする側の人は、

「少ないから大丈夫」

「自然界において普通に受ける被曝量よりも少ない」

などと安全性を主張しますが、放射線を浴びれば発がんなど、健康被害のリスクが高まるのは明らかです。

自然界で普通に受ける被曝量に加えて、健診での放射線を浴びれば、リスクはより上乗せされてしまいます。リスクを高めるのであれば、それに見合うようなメリットが存在すべきでしょう。

検査はメリットよりもリスクのほうが大きい

これまで見てきたように健診や人間ドックを受けるメリットはありません。胸部X線にしても、かつては結核の発見に、たしかに貢献していましたが、いまや結核患者は激減し、その目的を失いました。

そのため、いつのまにか肺がんの早期発見という名目に変わりましたが、胸部X線で肺がんの早期発見が可能だなどと信じている人は医学界にほとんどいません。

すでに述べたように、胸部X線検査を受けても死亡率が低下するわけでもなく、受けなくても一緒というデータがあるのですから、**健診を受けるのはリスクを高める意味だけし**

かないことになります。

胸部X線検査のかわりにCT検査をおこなえばいいと思われるかもしれませんが、CT検査は放射線の被曝量が多く、リスクがさらに増えます。

また、0・1ミリシーベルトというのは胸部X線検査の場合であり、胃X線検査の場合は0・6ミリシーベルト以上とされています。

医療の現場では、最近、X線検査に慎重になってきましたが、一方で、身体を全部調べてもらおうと、胸部だけでなく脳、首、腰などのレントゲン検査を受ける方もいます。

日本人は病院での被曝が原因で発がんしている割合が諸外国にくらべて高いという指摘もあります。それだけの被曝量を受けて、高いリスクに見合った予防効果があるのか、考えてみるべきでしょう。

しかも、胃X線検査で再検査が必要となれば、胃の内視鏡検査を受けることになるかもしれません。いわゆる胃カメラですが、胃の粘膜を傷つけたり、胃の壁に穴を開けたりする事故のリスクがあります。

内視鏡による出血や穿孔といった医療事故については、事故率がたびたび公表されており、検査を受けた方の約0・07パーセントという報告もあります。1万人受けると事故に遭うのが7人という割合です。

さらに胃カメラは、経験された方ならご存知でしょうが、飲むのがかなりむずかしいものです。そのため、飲む際に、のどに麻酔をかけることになると、今度は麻酔薬によるアレルギーによる死亡事故のリスクも高まってしまいます。

健診を受けるメリットがある一方で、リスクがあるのは事実です。まったくリスクがないかのように、リスクを無視するほうがむしろ不自然でしょう。著者たちとしては、**「そんなリスクがあるのになぜ健診を受けるのか」という疑問を感じている**のです。

人間ドックの場合は、CTスキャンをはじめとして、もっと多くの検査を受けたり、何回も綿密に検査したりするため、放射線のリスクはさらに高まります。高額料金のことも考えると、より大きなメリットがなければ「受けても見合わない」ことになります。

看過できない手術のリスク

さらに、もっと怖いことがあります。それは、手術や治療を受けることによるリスクです。たとえば脳ドックで未破裂脳動脈瘤が見つかって、脳の手術を受けたときもリスクがあります。

どの程度のリスクかといえば、未破裂脳動脈瘤の治療では手術、血管内治療のいずれでも約1パーセントが死亡し、重い後遺症が5パーセント程度も起こるのです。元気な人が治療を受ける場合が多いことを考えると、決して小さなリスクとはいえないでしょう。

それにもかかわらず脳ドックが全国に普及したのは、日本に脳外科医が多いということと無関係ではないでしょう。日本の脳外科医は約5000人います。一方、人口が日本の2倍のアメリカには脳外科医が3200人しかいません。

そのため、症状がない健康な人に脳ドックを受けさせて、患者さんを1人でも増やそうとするのでしょう。未破裂脳動脈瘤を積極的に発見し、治療しているのは日本だけとなると、脳外科医の都合でそうなったと思われても仕方がないかも知れません。

脳ドックが脳外科医の生き残り戦略だとするなら、これからも脳ドックを受けることで破裂していない動脈瘤が見つかり、医師にすすめられて手術を受ける人がさらに増えるのは間違いありません。

人間ドックを受ける側からすると、こうしたリスクを考えたうえで、はたして受けるメリットがあるのかどうかを判断すべきです。

さて、このように**健診や人間ドックが医師や製薬会社の都合によって悪用されている**のだとしたら、「受ければ病気を早期発見して治療ができる」と安易に考えるべきではありません。もっと慎重に健診や人間ドックとのつきあい方を考える必要があります。

人間ドックを受けないのも勇気ある選択

人間ドックのリスクが高いためでしょうか、それともリスク以上のメリットがないからでしょうか。

「人間ドックを受けるのは一切やめた」

という人も世の中にはいます。

著者の矢島は、いっさいの検査をやめた患者さんが、

「高齢になって、残り少ない人生を、病気かどうか心配しながらすごしたくない」

とおっしゃるのを聞いて、もっともだと思いました。

高齢だから、検査を受ければ異常値があって当然なのだから、**わざわざ健診や人間ドックを受けるまでもない**と考えるのは理に適っています。

医師のなかにも、人間ドックは受けないという人が少なくありません。著者たちの最終的な結論は簡単です。

「健康で長生きすることに役に立たない検査をしてもしようがない。それよりもホームドクターをつくることを考えたほうがいい」ということです。

そのほうが**日本人は健康で長生きができ、不要なクスリが出されることも減り、**さらには、増加に歯止めがかからない**日本の医療費も確実に削減できる**ことになります。

第7章

「治療」と称して乱発されるクスリ

露呈した製薬会社のデータ不正

健診や人間ドックに対して否定的な話をすると、

「医療に携わる人は、そんなひどいことをするわけがない」

と反論する人もいるはずです。

しかし、次のようなことを知れば、医師や製薬会社を擁護する必要などないことが理解できるでしょう。

日本では1年間に高血圧の治療薬が約1兆円も使われています。2011年の医薬品の売上高のベスト5をみると、2位にブロプレス、3位にディオバンと2つの高血圧の治療薬が入っています。その売上高は、ブロプレスが1288億円、3位にディオバンが1201億円です。

ディオバンといえば、メディアを騒がせた事件を思い出す人もいらっしゃるでしょう。

ノバルティスファーマという製薬会社が販売していた降圧剤ディオバンは画期的な新薬として莫大な売上げとなっていました。

ところが、2013年に「その薬効は捏造されたデータによるものであり、データを捏造した医師の中にはノバルティスファーマから金銭が渡っていた人がいること」が発覚したのです。

この事件が起きる前年まで、ディオバンはベストセラー薬の代表格でした。

同じ高血圧のクスリでも病気の特徴や個人差によって効果に違いがあるのですが、それでも比較的高価なディオバンが選ばれてきた裏には、そうした臨床データの不正操作があったわけです。

さすがにあの事件のあとには、ブロプレスもディオバンも売上高のベスト5から姿を消しました。

高血圧の治療薬にはブロプレスとディオバンに代表されるARB阻害剤のほかに、カルシウム拮抗剤、利尿剤などがあります。

ARB阻害剤の1日分の薬剤費が135円であるのに対して、カルシウム拮抗剤は54円、利尿剤は38円と安価です。

ブロプレスやディオバンが減った結果、**2015年には高血圧の治療薬の売上高が**

5675億円と、2011年より1000億円近く減少しました。高価な高血圧の治療薬が選択されなくなって減ったわけで、それまでは患者さんが高いクスリを不正な手口で押し付けられていたということがわかります。

もちろん、高血圧の薬剤費が多いのは患者さんが増えているという理由もあります。高血圧の患者さんは900万人を超えています。多いといわれているがんの患者さんが約150万人、糖尿病の患者さんが約300万人ですから、高血圧の患者さんがいかに多いかがわかるでしょう。

しかし、単に患者さんが多いだけでなく、**高いクスリが推奨された裏には不明瞭な部分もあった**ということです。

明るみに出ない「不適切な関係」

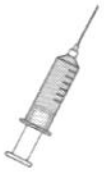

ディオバンは新聞沙汰にまでなったので一般に知られていますが、表面化しないところでも、製薬会社が金の力で、大学などの研究機関に自社のクスリの売上げが伸びるようにと、薬効を証明するデータを操作してもらったりするのは珍しい話ではありません。

その見返りに、製薬会社は学会に対して広告料や原稿料、講演料などの名目で資金提供したり、多額の研究費や寄付金を渡したりしているという関係にあります。

時として明るみに出て問題になったり、場合によっては事件として追及されたりすることもあります。

しかし、たいていは「闇の中」。**ディオバンのようなケースは氷山の一角**で、ほとんどは問題にもならず、半ばおおっぴらに裏金じみたものが製薬会社から医学関係者のフトコロに入っているという事実もあります。

そうした関係のある製薬会社に対して、学会が基準値を定めるにあたって、業界にとって都合のいい数値にしたとしても不思議でありません。

現行の基準値は「医学的根拠を説明するのがむずかしい」というのも、「妙にキリのいい数字が並んでいる」ことも、そのためだといわれてもしかたないでしょう。

現在の厳しい基準値は、表面には出てこないにしても、クスリの売上げに対する両者の暗黙の合意のうえに決められています。それが、健診で厳しい基準値が使われ続けることの潜在的な理由でしょう。

新薬が出ると患者数が増える謎

厳しい基準で、病人を増やした結果として、医師や薬剤師、そして製薬会社も潤います。**三者とも「同じ穴のムジナ」**です。

この三者の利害がかなりの部分で一致していることは、改めていうまでもない医学界の構造的な問題です。

たとえば、抗うつ剤を製薬会社が売り出すと、その直後からうつ病の患者さんが急激に増加したことを示すデータがあります。

日本でＳＳＲＩという新しい抗うつ剤が認可されたのは１９９９年のことでした。うつ病の症状を緩和するためにセロトニンの血中濃度を高めるＳＳＲＩは、従来の抗うつ剤にくらべて値段が数倍高く、製薬会社の利益に貢献する〝商品〟です。

画期的な新薬ができたら病人が減ると考えるのは間違いです。逆に病人が増えるのです。ＳＳＲＩが日本に上陸した後から、うつ病の患者さんは急激に増加しました。

40万人だった１９９９年に対して、２０１１年には90万人以上と2倍以上に増えました。抗うつ剤の売上げは、この間に8倍以上になっています。

高価なＳＳＲＩが売れるようになったことも容易に推測できます。新薬を日本市場に浸透させたのは、製薬会社だけではなく精神科医の力もあったことでしょう。

ほかにも、総コレステロール値が２６０まではセーフとされていたのが、上限値２２０までに引き下げられると、つまり厳しくなると、タイミングを合わせたようにメバロチンというコレステロールを下げるクスリが発売されたという事例もあります。メバロチンは大ヒットし、１年に１０００億円以上が売れた大ヒット薬になりました。

医療費増加の〝真犯人〟は誰か

なぜ製薬会社の都合がいいように、発売されたクスリを使う病人が増えるのでしょうか。その手口は巧妙ですが、わかりやすく説明するとこうなります。

製薬会社はテレビ、雑誌などさまざまな手段を使って病気のキャンペーンをおこないます。新しい病気が多くの人から注目されるようにすることで、患者さんに病気であることを自覚させるためです。

テレビや雑誌を見て不安をかき立てられた人は、

「もしかしたら自分は病気かも知れない」

と考えて、医師にかかるケースが増加するでしょう。

その一方で、医師はさほどでない病状を予防的に、

「気をつけるように」

と患者さんにアドバイスしながら、本来は必要でない程度の状態でもクスリをすすめます。もちろん、登場したばかりの新薬です。


うつなどのように心の病気ならば、キャンペーンの誘導や医師のアドバイスは、患者さんを洗脳する力が、ほかの病気よりも強力でしょう。こうして、製薬会社と医師、薬剤師の思惑が一致した結果、〝病人〟が増えていくのです。

健診の厳しい基準値は、患者さんを増やす手口としては、もっとストレートでわかりやすいものです。

しかし、それをカムフラージュしてくれる**「病気を早期発見するため」という好都合な建前**があることはすでに述べました。

いずれにせよ医師や薬剤師、製薬会社にとっては、病人を増やすとメリットがあります。いくら「病人を増やすのが目的ではない」と否定しても、これまで述べたいくつもの事実は、それが本当の目的であることを物語っているように見えてしまうはずです。

日本の健診の基準値は、決めている学会や診断している病院によってさまざまですが、全体の流れとして、これまではどんどん厳しくなっていました。

すでに述べたように、著者の中原の学生時代は「最高血圧は年齢プラス90」と教えられたものです。70歳なら１６０以上が高血圧ということでしたが、現行の日本高血圧学会の定めた基準は「上は１３０」です。

正常値の上限が10下がれば、１０００万人単位で高血圧の患者さんが増えます。基準値の変更で、あっというまに病人を増やすことがよくわかる一例です。

医療費の増加の要因が高齢化のせいにされることが多いのですが、高齢化だけが医療費を増加させているのではないことがわかります。医師と薬剤師、そして製薬会社が医療費を増やしてきたのです。

「医療費を減らしたい」人たちの密約

日本人間ドック学会は、２０１４年に緩やかな新しい基準を提唱しています。

なぜでしょうか。

新しい基準で患者さんが減少すれば、治療費やクスリの売上げが減り、医師や薬剤師も、製薬会社も実入りが減ってしまいます。医療に関連する業界全体にとって悪影響ということになります。

しかし、その一方には、病人を減らすことになる新基準のほうが都合いいという勢力も存在するからです。

日本の医療費は、うなぎのぼりで、いまや40兆円を超えました。

日本人間ドック学会は、厳しい基準で引っかかって再検査にまわる人が多すぎて困っているのだという指摘もあります。

しかも、再検査では、ほとんどの人が「問題なし」とされます。もともと健康な人が再検査にまわるわけですから当然といえば当然の話です。

しかし、基準を緩やかにすれば、そもそも再検査を受ける人が減ります。クスリや治療などの医療費が減ったとしても、人間ドックを受けてくれる人さえ減らなければダメージはありません。

また、サラリーマンなどが加入する健康保険組合の全国組織である健康保険連合会（健保連）は、このところ医療費の急増で、財政危機の状態にあります。医療費の支出が保険料の収入を上まわってしまいかねないのです。

基準値が緩和されると、再検査にまわる人も病人も減ります。医療費も減るので健保連の医療費支出も減少して健保連にとっては好都合です。

どうやら、こうした事情を抱えた〝連合軍〟が、緩やかな新基準を推進したというのが背景にあったようです。

健康と病気のボーダーラインを争っていたのは、要するに**「クスリが売れれば儲かる」連合軍と「医療費を減らしたい」連合軍が暗闘を繰り広げていた**だけです。

こうした裏事情に翻弄されているのも知らずに、一般の人々は健診の結果を見て「アウトだ、セーフだ」と一喜一憂しているだけにすぎません。

副作用のないクスリはない

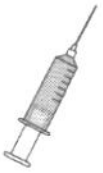

健診項目で話題になることの多かった血圧、コレステロール値、血糖値を多くのメディアが取り上げたのは、そのクスリ、つまり、降圧剤、コレステロール治療薬、血糖降下剤が製薬会社のドル箱で、年間に2兆円も売れているからです。

もし健診の基準値がクスリを売るために設定されているのだとしたら、ムダに処方されているクスリなど飲まなければいいことになります。たとえば「中高年が飲むクスリは5種類まで」といった提案がされています。

健診や人間ドックの基準値が厳しすぎるということは、多くの人が必要でないクスリを飲まされているということを意味しています。

高齢者ともなると、いろいろな病気を抱えているせいか、病院でたくさんの種類のクスリを処方されます。なかには同時に10種類を超えるクスリを飲んでいるという人さえいるほどです。

多種類のクスリを飲むと、副作用のリスクと飲み合わせのリスクが高まります。本来は必要でないクスリを飲んでいると、これらのリスクを不必要に背負い込んでしまうことになるのです。

副作用のリスクは、一般の人が予想するよりもはるかに大きいといえます。

これまで健診の有効性について検証してきました。

ところが、たびたび指摘してきたように、検診結果が悪かった人はクスリで改善しても、それによって死亡率が下がることはないという事実も判明しています。

つまり、クスリを飲むことによるリスクは、治療効果を打ち消すほど大きいのです。このため、クスリを飲んでも病気が改善するとはかぎりません。そのことが研究データにより実証されているのです。

すべてのクスリには副作用があります。効果だけがあって、安全無害などということはあり得ません。

添付文書に必ず副作用が書かれていますから、それを承知で飲むべきです。

クスリを飲む人の体力によっても副作用は異なります。

また、若い人よりも代謝機能が衰えた高齢者のほうが、副作用は出やすくなります。

さらに、多種類のクスリを併用すれば、クスリ同士の相互作用（いわゆる「クスリの組み合わせ」）が起こりやすくなり、それによる副作用リスクもさらに高まります。

こうしたことから、副作用はクスリを多く飲めば飲むほどリスクは深刻になります。**6種類以上のクスリを飲むと、それ以下の場合よりもリスクが急激に跳ね上がる**のです。

そもそも飲まないほうがいいクスリとは

多種類のクスリを飲むと、場合によっては一緒に飲むと危険なクスリの組合せが問題を起こすことがあります。相互作用による副作用です。

たとえば、高血圧と喘息の患者さんだったとすると、血圧を下げる降圧剤だけでなく、喘息の発作を抑えるクスリも飲みます。

血圧を下げる降圧剤のなかには、血圧を下げる効果があると同時に、気管支を収縮させるはたらきをもったクスリがあります。一方、喘息のクスリは気管支を拡張するはたらきがあります。

この気管支を収縮する降圧剤と気管支を拡張する喘息のクスリを同時に飲むと、一方のクスリは気管支を収縮させ、もうひとつのクスリは気管支を拡張させるのですから、大変なことが起きても不思議ではありません。

血流をよくする抗血栓薬と鎮痛剤の相互作用では胃潰瘍などを起こす危険があります。

そもそも**高齢者は避けるべきクスリも存在します。**

たとえば睡眠薬としてよく出されるハルシオンは、健忘症状を引き起こしやすく、高齢者への投与は慎重を要するとされています。クスリが物忘れを引き起こすのです。

日本老年医学会は高齢者にとって注意が必要なクスリのリストを公表しています。そうした最新の情報を得ることで、自分が飲むべきでないクスリについて、知っておくことも大切なことのひとつでしょう。

自分の飲んでいるクスリを正確に把握する必要性

医師からもらったクスリの名前を知らない人も多いようです。風邪や腹痛で数日だけ飲むようなクスリならともかく、生活習慣病などで、一生飲み続けるクスリの名前を知らないと、ときには大変なことになります。

地震や台風などで大きな災害が発生すると、かかりつけの病院や診療所が閉鎖され、多くの患者さんが毎日かならず飲まなくてはいけないクスリが手に入らなくなってしまうこともあります。**高血圧や糖尿病の患者さんにとっては命にかかわる**ことです。

過去の大震災でも、ボランティアでやってきた医師のもとに、クスリがなくて困っている患者さんが殺到しました。

ところが、多くの患者さんは自分が飲んでいるクスリの名前を知らなかったため、大混乱になりました。

「高血圧のクスリをください」

「わたしは糖尿病のクスリを飲んでいました」

と言われても、クスリの名前がわからないとクスリを処方することはできません。自分が飲んでいるクスリの名前を知らないために命を失った患者さんもいらっしゃったのではないでしょうか。

現在では、クスリのシートに、そのクスリの名前が印刷されています。

病院や薬局でもクスリの名前だけでなく、副作用などが書いてある説明書を患者さんに渡すようになりました。

クスリの名前だけでなく、薬剤の量、つまり1錠のなかに5㎎とか10㎎とかの薬剤がふくまれているのかということも知っておく必要があります。

たくさんクスリを出す医師とは関わるな

クスリを必要以上に飲まされている患者さんが、クスリを減らそうとしたとき「では、どうやってどう減らせばいいのか」という疑問が生じるでしょう。

もちろん、クスリをやめることが心配という人もいるでしょう。そういう人は、「クスリよりも運動療法や食事療法のほうがよほど効果的だ」とする医師も少なくないことを知っておくことです。

たとえば血糖値なら、食後に20分ほど歩いたり、軽く運動することで体重を減らしたり、血糖値が上がりやすい、ごはんなどの炭水化物を控えめにしたりするだけでも数値を改善することができます。

糖尿病だけでなく、ほかの生活習慣病にも効果的です。

ただし、そうはいうものの、医師から出されているクスリを勝手に素人判断でやめるのは危険です。

「飲むクスリの種類を減らせ」とアドバイスしているメディアでさえ、減らすときは医者に相談すべきだとかならず書いています。

しかし、クスリを10種類も出している医師に、

「クスリの種類を減らしたいから、優先順位の高いものだけにして、あとのクスリはやめたいのですが」

と相談しても、

「それはダメです」

と否定されるに決まっています。

「すべてのクスリは必要だから処方しているのです」

というはずだからです。

このことは、病院で勤務している医師の立場を考えたら容易に理解できることです。

クスリを減らせば売上げも減ります。仮に医師が減らしてくれたとしても、経営を管理

している上のほうからチェックが入ることでしょう。独立のクリニックにしても、経営を優先するのはしかたありません。

そういう医師には、そもそも相談すべきではないということです。

世の中には、出すクスリの数を減らすことの重要性を理解している良心的な医師もたくさんいます。

やたらとたくさんクスリを出す医師にかかるのはやめ、クスリを減らしてくれる医師に変えるようにしましょう。

第8章

もう延命医療は要らない

日本の終末医療費は9000億円

終末医療について述べる前に、「延命治療」という言葉は使わないことをお伝えしておきます。

治らないものを「治療」と呼ぶべきではないので、ここでは「延命医療」という言葉を使って話を進めていきます。

最近、わたしたち日本人が人生の最後をどこで迎えるかということに関して、大きな変化が起きています。

1960年代までは、日本人の90パーセント以上が、自宅で人生を終えていました。年配の方なら自宅で家族の死をみとられた経験もあると思います。

しかし現在は、90パーセント以上の人が病院で臨終を迎えています。いまや自宅で臨終を迎えることは激減しました。

病院で死を迎えるということは、とりもなおさず延命医療を受けるということを意味します。現代医学の進歩によって誕生した生命維持装置の登場によって、終末医療のようすは根本的に変わりました。

ところが、わたしたち日本人が自宅よりも病院で臨終を迎えることを望んでいるのかといえば、かならずしもそうではありません。

厚生労働省の「終末期医療のあり方に関する懇談会」が２００８年に実施した調査によると、

「延命医療は望まない」

「どちらかといえば望まない」

という人が71パーセントもいました。つまり、多くの日本人は延命医療を希望してはいないのです。

それにもかかわらず、**多くの医療機関では延命医療がおこなわれています。**延命医療を望む患者さんは少ないのに、終末医療がおこなわれるのは、なぜでしょうか。

延命医療に使われている医療費をみると、その理由がわかります。

厚生労働省の調査では、延命医療を受けた患者さんが死亡する前の１か月間の終末医療費は、１人平均１１２万円に達しています。患者さんにとっても、家族にとっても、大きな負担です。個人的な負担にとどまらず、1年間に使われる日本の終末医療費の総額はおよそ9000億円になります。

延命医療は、病院に大きな利益をもたらします。現在、日本でおこなわれている延命医療は、患者さんや家族のためというよりも、病院のためにおこなわれているのかもしれません。

もちろん、病院や〝治療〟の担当医は、

「延命できているのだから」

と〝治療〟の成果を主張することでしょう。

しかし、現実には延命医療を受けた患者さんの意識が戻り、人工呼吸器を外すことができたケースが、いったいどのくらいあるのでしょう。

人工呼吸器を取り付けられた患者さんが、その後、病気が回復することで、一度でもいいから人工呼吸器を外すことができるならいいでしょう。しかし、ほとんどの患者さんは終末医療を受けても、残念ながら、そのまま亡くなっていきます。

医師である著者たちがいうのも妙ですが、病気が治らずに死んでしまっても、医師は〝治療費〟を受け取ります。延命医療をすれば、患者さんの病気が治らなくても、〝治療費〟を払わなくてはならないわけです。

延命医療は医師の倫理によるものか

古くから医師は、命が助からないとわかったときでも、1分でも1秒でも命を延ばすことに全力を尽くすのが基本的な倫理とされてきました。とはいえ、死を目前にした患者さんの命を、医師に延ばすことなど不可能でした。

ところが、人工呼吸器の登場によって、そうした患者さんの命も延ばせるようになりました。いまなら延ばそうと思ったら、かなりの延命が可能になっています。

ただし、医療費はかかります。こうした変化を背景に、医療の世界では終末医療がドル箱になりました。

延命医療は、患者さんと家族の経済的な負担を大きくしています。実際の終末医療費のデータをみてみましょう。

肝硬変のために食道静脈瘤が破裂した70歳のAさんは、入院してから15日後に死亡しました。Ａさんの治療費は約３１６万円でした。

そのうち、鎖骨の下のある中心静脈から水分や栄養分を補給する「中心静脈注射」という〝治療〟に約１３３万円の医療費がかかっています。中心静脈注射を利用して毎日３リットル以上の輸液と鎮痛剤、強心剤、止血剤といった高額なクスリが投与されたからです。

そのほかには輸血に89万円、食道静脈瘤の手術に45万円、いろいろな検査に27万円の医療費が使われています。Ａさんの〝治療〟費の42パーセントが中心静脈注射に使われています。

手術費が14パーセントだったことを考えると、いかに中心静脈注射にかかる医療費が高いかがわかります。

延命に役立たない不可解な検査

食道がんと診断され、手術を受けた72歳のＢさんはすでに手後れでした。３か月後にがんが肺に転移していることがわかって再入院しましたが、それからわずか２週間後に死亡しました。Ｂさんの医療費は１１１万円でした。

この金額は、終末医療費としては平均的といえます。中心静脈注射に全体の42パーセントに相当する46万円が使われています。

Bさんのケースの特徴は、気管支ファイバーの検査に15万円も医療費が使われたことでした。その理由は簡単です。肺に転移したがんの状態を調べるために、連日、ファイバースコープを肺に入れられていたのです。

しかし、いくら検査を繰り返したところで、延命にはまったく役に立たない気管支ファイバー検査を毎日していたのです。

おそらくは、経験のない新人医師や研修医の練習台にされたのでしょう。

日本の医療は、練習台にした患者さんからも〝治療費〟をとるところまで堕落してしまったようです。

ここに紹介した2つのケースに登場した中心静脈注射は、つまりは回復の可能性がほとんどない患者さんに高額なクスリを注入することです。それによって、1日当たり数万円から10万円を超す〝治療費〟になります。言葉は悪いのですが、病院にとっては〝打ち出の小槌〟のようなものです。

Aさんのケースでは15日間に133万円、中心静脈注射が少ないBさんの場合でさえ2週間で46万円も使われています。中心静脈注射は、医療費のムダ遣いであることはいうまでもありません。

それだけでなく、著者たちからすれば、人命に対する冒涜であるとさえ思われます。

自分の最期はみずからが決める

地球上のすべての生物はかならず死を迎えます。

動物や植物の死は単なる生理的な死でしかありませんが、人間の死は単なる生理的な死だけでなく人格的な死でもあります。

それなのに、病院では生理的な死を扱うだけで、人格的な死については何をしてくれるのでしょうか。

こうしたことを考えたとき、**病院は人生を終える臨終を迎えるところとして本当にふさわしいのか**という疑問を抱くのは著者のわたしたちだけではないでしょう。

「人生の最後をどのように迎えるのか」ということを、多くの日本人が考えるようになっています。その証拠が「延命医療はやめてほしい」という声が強いということです。

みずからの死を自然の摂理に委ねたい方は自分で延命医療を受けないと決めて意思表示ができます。むろん、最後まで医療を受けたい方は病院で延命医療を受ければいいだけのことです。

最後まで延命医療を受けながら死を迎えることに、いったいどのような意味があるのかと考える人の選択が「尊厳死」です。

尊厳死を希望するためには、本人があらかじめ、延命医療の中止を希望するというみずからの意思を文書によって明文化しておく必要があります。

尊厳死については、日本尊厳死協会で情報が得られます。ちなみに1988年には24 04人だった日本尊厳死協会の登録者数は、現在では12万人を超えています。

最後に、この本が一人でも多くの日本人が「人生の最後をどのように迎えるのか」について本気で考えるための一石になればと思っています。

■中原　英臣（なかはら　ひでおみ）

医学博士。1945年東京生まれ。東京慈恵医大卒。米セントルイスのワシントン大学でバイオ研究に取り組む。専門は遺伝子研究。2011年に中咽頭がんになり、5年間で2度の転移を経験するも克服。山野医療専門学校副校長、新渡戸文化短期大学名誉学長を務めるかたわら、元気で執筆やコメンテーターなど幅広く活躍中。著書に『テレビじゃ言えない健康話のウソ』『知らないと損する遺伝子のヒミツ』ほか多数。

■矢島　新子（やじま　しんこ）

医学博士。東京生まれ。東京医科歯科大卒。パリ第一大学ソルボンヌ大学院医療経済学修士、WHO健康都市プロジェクトコンサルタント、川崎市保健所勤務などを経て独立。ドクターズヘルスケア産業医事務所代表。現在まで20社以上の企業の産業医を務める。著書に『医者が増えると、病気が増える？』（共著）ほか。

医者に殺されない患者の“新常識”

健診・人間ドックはもうやめなさい！

2016年9月30日　　初版第1刷発行

■著　者　中原英臣　矢島新子
■発行者　川口　渉
■発行所　株式会社アーク出版
〒162-0843　東京都新宿区市谷田町2—23　第2三幸ビル
TEL.03-5261-4081　FAX.03-5206-1273
ホームページ http://www.ark-gr.co.jp/shuppan/
■印刷・製本所　三美印刷株式会社

ISBN978-4-86059-166-3